主 编

Giorgio Cavallini
Giovanni Beretta

Clinical Management of Male Infertility

男性不育症的临床管理

主 译

陈向锋 刘凯峰 彭 靖 张国辉

上海科学技术出版社

图书在版编目（CIP）数据

男性不育症的临床管理 /（意）乔治·卡瓦利尼
(Giorgio Cavallini)，（意）乔瓦尼·贝雷塔
(Giovanni Beretta)主编;陈向锋等主译. —上海：
上海科学技术出版社,2017.4
ISBN 978 - 7 - 5478 - 3487 - 9

Ⅰ. ①男… Ⅱ. ①乔… ②乔… ③陈… Ⅲ. ①男性不
育-诊疗 Ⅳ. ①R698

中国版本图书馆 CIP 数据核字(2017)第 047032 号

Translation from the English language edition：
Clinical Management of Male Infertility
edited by Giorgio Cavallini and Giovanni Beretta

男性不育症的临床管理
主编　Giorgio Cavallini　Giovanni Beretta
主译　陈向锋　刘凯峰　彭　靖　张国辉

上海世纪出版股份有限公司
上海科学技术出版社　出版
（上海钦州南路 71 号　邮政编码 200235）
上海世纪出版股份有限公司发行中心发行
200001　上海福建中路 193 号　www.ewen.co
苏州望电印刷有限公司印刷
开本 787×1092　1/16　印张 11
字数 170 千字
2017 年 4 月第 1 版　2017 年 4 月第 1 次印刷
ISBN 978 - 7 - 5478 - 3487 - 9/R·1335
定价：68.00 元

本书如有缺页、错装或坏损等严重质量问题,请向工厂联系调换

内容提要

　　本书由国际上生殖男科领域卓越的临床专家 Giorgio Cavallini 和 Giovanni Beretta 主编,系统阐述了男性不育症的临床管理策略及处理原则和方法,为男科医师和相关临床工作者提供了最新及可靠的相关信息,特别有助于不育患者的临床管理。

　　本书从临床实践出发,不仅为男性不育的分类、诊断、治疗及精液分析的解读提供了清晰的国际指南,还深入探讨了男性不育的种类及详细病因,全面阐述了各种因素(如疾病、生活方式和环境污染)对不育的影响,对不明原因不育及特发性不育也给予了特别关注。同时,着重介绍了读者感兴趣的相关研究,而这些研究也反映出本领域的迷人及争议之处。

　　本书文字简洁精准,条理清晰,配以图表,符合目前我国的临床需求,有助于国内生殖男科诊疗水平的发展和提高,是我国男科和生殖医学医师重要的临床参考书,也可用于本科生、研究生及专科医生的教学和培训。

主译简介

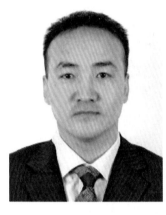

陈向锋　医学博士,上海交通大学医学院附属仁济医院泌尿外科副主任医师,上海市人类精子库负责人。2007 年 4—6 月受加拿大泌尿学会邀请并获得专项基金资助,以访问学者身份访问加拿大麦吉尔大学泌尿系,主攻尿流动力学、生殖男科以及显微外科技术。现任亚洲男科学协会副秘书长,中国医师协会男科医师分会男性生殖医学专家委员会秘书长,中国医师协会生殖医学专业委员会委员,中国医疗保健国际交流促进会健康科普分会常委,上海市医学会男科分会委员,上海市医学会生殖医学分会委员。为 2015 年"中国十大优秀青年男科医师"获奖者。

专业特长:生殖男科、男性不育显微外科、勃起功能障碍以及迟发型性腺功能减退等。

主要研究方向:无精子症患者生精功能评估及睾丸获精的预测指标,雄激素受体对睾丸生精功能的调控及其机制。国内外发表学术论文 30 余篇,其中 SCI 论文 6 篇。

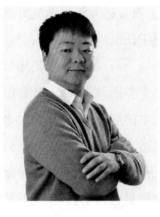 **刘凯峰** 临床医学博士,副主任医师,硕士研究生导师。江苏省苏北人民医院(扬州大学临床医学院)男科主任、生殖医学中心副主任。中国医师协会男科分会男性生殖医学专家委员会委员,中国性学会男性生殖医学分会第一届委员会委员,中国性学会性医学专业委员会第一届青年委员会委员,中国医疗保健国际交流促进会泌尿生殖分会委员会委员。

专业特长:男性不育症、男性性功能障碍、前列腺疾病、男性更年期综合征、青春期发育延迟的诊治。

主持或主要参加国家级科研课题 5 项。获得发明专利 1 项。以第一(通讯)作者发表论文 12 篇。主编男科科普图书 1 部,参编专著 2 部。获得扬州市卫生局医学新技术引进二等奖 5 项。获得 2011—2013 年扬州市自然科学优秀学术论文三等奖。

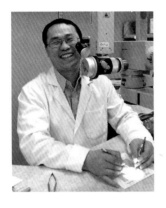

彭 靖 泌尿外科博士,北京大学第一医院男科中心副主任医师。中国性学会性医学专业委员会常委、男科学组秘书、青年委员会副主委,中国医师协会男科分会委员兼生殖专业组秘书,中华医学会男科学分会全国青年委员,亚洲男科协会委员,《中华男科学杂志》通讯编委。

专业特长:前列腺疾病、男性性功能障碍、男性不育的诊断和治疗,以及男科手术和男性不育的显微外科治疗。

2014年4月赴美国康奈尔大学参加显微外科培训,在男性不育显微外科方面做了系列的临床研究。以第一作者发表论文20余篇,其中SCI论文7篇。主持国家自然科学基金面上项目1项。

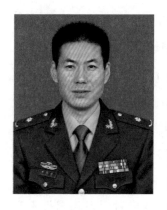

张国辉 主任医师，教授，硕士生导师。中国人民解放军陆军总医院泌尿外科主任医师、教授，全军计划生育优生优育技术中心副主任、男科专业技术主任。亚洲男科学协会常委，中国医学促进会健康科普分会副主任委员、秘书长，中国医师协会男科医师分会全国常委，中国抗癌协会肿瘤微创治疗专业委员会委员，中国医师协会微无创医学专业委员会委员，中国性协会理事，中华医学会北京男科专业委员会委员，中国医师协会北京泌尿外科医师分会理事。《现代泌尿外科杂志》《癌症进展杂志》《中国循证心血管医学杂志》等多家杂志编委及审稿专家。全军保健会诊专家，全军、北京市医疗事故及司法鉴定专家。第八届"中国医师奖"获奖者。

专业特长：泌尿系肿瘤、前列腺疾病的早期诊断及微创治疗，男科疾病的诊断及综合治疗。

译者名单

主　　译　陈向锋　刘凯峰　彭　靖　张国辉

副 主 译　平　萍　武志刚

翻译秘书　马　逸

译　　者　陈向锋　上海交通大学医学院附属仁济医院，上海市人类精子库

　　　　　　马　逸　上海交通大学医学院附属仁济医院

　　　　　　汪四七　上海交通大学医学院附属仁济医院

　　　　　　刘凯峰　江苏省苏北人民医院

　　　　　　吕　芳　江苏省苏北人民医院

　　　　　　张辰望　江苏省苏北人民医院

　　　　　　彭　靖　北京大学第一医院

　　　　　　方　冬　北京大学第一医院

　　　　　　郑　卫　北京大学第一医院

　　　　　　张国辉　中国人民解放军陆军总医院

　　　　　　滕竞飞　中国人民解放军陆军总医院

　　　　　　平　萍　上海交通大学医学院附属国际和平妇幼保健院

　　　　　　武志刚　温州医科大学附属第一医院

　　　　　　潘承双　温州医科大学附属第一医院

作者名单

Giorgio Cavallini

Andrological Unit

Gynepro Medical Team

Bologna

Italy

Giovanni Beretta

Andrological and Reproductive

Medicine Unit

Centro Demetra

Firenze

Italy

译者前言

近年来,国内的生殖医学进一步蓬勃发展,各地的生殖医学中心数量逐年上升。生殖男科作为生殖医学中心不可或缺的组成部分,随着辅助生殖技术的逐渐完善而日益被重视,并迅猛发展,尤其是男性不育显微外科、男性生殖内分泌、精子的表观遗传学等领域。

男性不育症是临床上常见的疾病之一,目前在不孕不育夫妇中,男性生殖能力异常比例不低于 40%～45%。随着"二胎政策"的逐步实施,男性不育症的诊治备受关注。本译著从临床实践出发,系统而详细地阐述了国外关于男性不育症的临床管理策略及注意事项,并涵盖临床热点和焦点问题,具有良好的科学性、实用性和指导性,可服务于我国基层的生殖男科医师,促进我国生殖男科的健康发展和不断进步。

参与本书翻译的专家来自上海交通大学医学院附属仁济医院、江苏省苏北人民医院、北京大学第一医院、中国人民解放军陆军总医院、上海交通大学医学院附属国际和平妇幼保健院、温州医科大学附属第一医院,均是生殖医学领域工作于临床一线的中青年骨干力量。在翻译过程中,本着简洁精准的原则,希望能准确地将国外先进的临床管理策略和规范的诊疗标准等介绍给国内的同道。由于译者水平有限,译著难免存在不足之处,恳请专家和读者不吝指正。

译　者
2017 年 2 月

目　录

1 引言 ……………………………………………………………… 1

2 男性不育的流行病学、定义、分类 ……………………………… 3

3 精液分析 ………………………………………………………… 10

4 不育诊断 ………………………………………………………… 18

5 男性不育的一般治疗方法 ……………………………………… 28

6 无精子症 ………………………………………………………… 34

7 精索静脉曲张和不育症 ………………………………………… 46

8 不育症的染色体原因 …………………………………………… 52

9 男性特发性少弱畸形精子症 …………………………………… 66

10 肥胖与男性不育 ……………………………………………… 75

11 不明原因不育（男方因素） …………………………………… 84

12 炎症性不育 …………………………………………………… 89

13 睾丸病理 ……………………………………………………… 103

14 内分泌性不育 ………………………………………………… 118

15 医源性不育症 ………………………………………………… 126

16 膳食补充与植物疗法 ………………………………………… 133

17 环境污染与不育 ……………………………………………… 144

18 男科医师在辅助生殖中的作用 ……………………………… 151

19 性功能障碍与不育 …………………………………………… 155

附：常用术语英汉对照 …………………………………………… 160

引　言

Paolo Turchi，Giovanni Beretta，and Giorgio Cavallini

陈向锋　译，马　逸　审校

1

目前，在不孕不育诊疗领域广泛存在一种误解，认为男方病因研究得不够透彻，其诊疗策略也缺乏严格的科学依据。因此，即便有明确的男方病因，首诊的不孕不育夫妇也经常被直接纳入辅助生殖（assisted reproduction technique）的治疗范畴[1,2]。此种单方诊疗策略侧重患者夫妇的生育要求。实际上，夫妻同治才更为合理，主要包括以下四个方面的原因。

第一，不育是一种疾病，也可以是全身性严重疾患的一种表现，而此类严重疾患在患者因不育就诊时往往尚未获得诊断[3,4]。全面的男子不育症评估有利于发现全身性严重疾病，而仅仅局限于精液分析的评估则会导致漏诊。最新的研究显示，男子不育可能导致寿命缩短[5]，也与某些肿瘤的发生有关[6,7]。另外，男子不育会导致心理和婚姻危机[8-10]。整体而言，在 15 对接受评估的不孕不育夫中，有 1 名（6%）男性存在严重的潜在疾病[11]。遗漏男方病因的诊疗过程可以被定义为误诊和（或）漏诊，从而错失发现严重疾患的时机，其客观界定非常困难。

第二，正确的男科诊疗评估可以发现大约 70% 的不育病因[12]，其中很多病因可以得到纠正或去除，从而使患者夫妇自然受孕，即使转为 ART 治疗也会使其成功率大大提高[13-16]。

第三，鉴于 ART 费用高、成功率局限、有一定的副作用，整体治疗的初始阶段有效地改善男方生育力显得更加可行和有价值，相应的男方病因诊断、早期发现和治疗也应该得到更大的关注[17]。

第四，需要强调的是，现代男科医师不再仅凭个人经验和生活常识进行执业，科学依据和临床指南已经得到贯彻。男科医师需要掌握广泛的技能，涵盖内科学、内分泌学、症状学、微生物学、分子生物学、外科学以及遗传学。根据最新的文献报道和研究进展，相关的学会也会推出指南、推荐以及各种诊疗共识。这些巨大的进步赋予男科医师更为完备的知识储备，从而使男性不育患者得到正确的评估和治疗。

参考文献

1. Nicopoullos JD, Gilling-Smith C, Ramsay JW (2004) Male-factor infertility: do we really need urologists? A gynaecological view. BJU Int 93: 1188 - 1190
2. Tournaye H (2006) Evidence-based management of male subfertility. Curr Opin Obstet Gynecol 18: 253 - 259
3. Honig SC, Lipshultz LI, Jarow J (1994) Significant medical pathology uncovered by a comprehensive male infertility evaluation. Fertil Steril 62: 1028 - 1034
4. Salonia A, Matloob R, Gallina A, Abdollah F, Saccà A, Briganti A, Suardi N, Colombo R, Rocchini L, Guazzoni G, Rigatti P, Montorsi F (2009) Are infertile men less healthy than fertile men? Results of a prospective case – control survey. Eur Urol 56(6): 1025 - 1031
5. Jensen TK, Jacobsen R, Christensen K, Nielsen NC, Bostofte E (2009) Good semen quality and life expectancy: a cohort study of 43,277 men. Am J Epidemiol 170(5): 559 - 565
6. Walsh TJ, Schembri M, Turek PJ, Chan JM, Carroll PR, Smith JF, Eisenberg ML, Van Den Eeden SK, Croughan MS (2010) Increased risk of high-grade prostate cancer among infertile men. Cancer 116(9): 2140 - 2147
7. Walsh TJ, Croughan MS, Schembri M, Chan JM, Turek PJ (2009) Increased risk of testicular germ cell cancer among infertile men. Arch Intern Med 169(4): 351 - 356
8. Smith JF, Walsh TJ, Shindel AW, Turek PJ, Wing H, Pasch L, Katz PP, Infertility Outcomes Program Project Group (2009) Sexual, marital, and social impact of a man's perceived infertility diagnosis. J Sex Med 6(9): 2505 - 2515
9. Eisenberg ML, Smith JF, Millstein SG, Walsh TJ, Breyer BN, Katz PP, Infertility Outcomes Program Project Group (2010) Perceived negative consequences of donor gametes from male and female members of infertile couples. Fertil Steril 94(3): 921 - 926
10. Nelson CJ, Shindel AW, Naughton CK, Ohebshalom M, Mulhall JP (2008) Prevalence and predictors of sexual problems, relationship stress, and depression in female partners of infertile couples. J Sex Med 5(8): 1907 - 1914
11. Kolettis PN, Sabanegh ES (2001) Significant medical pathology discovered during a male infertility evaluation. J Urol 166: 178 - 180
12. Jungwirth A, Giwercman A, Tournaye H, Diemer T, Kopa Z, Dohle G, Krausz C, European Association of Urology Working Group on Male Infertility (2012) European Association of Urology guidelines on male infertility: the 2012 update. Eur Urol 62(2): 324 - 332
13. Esteves SC, Oliveira FV, Bertolla RP (2010) Clinical outcome of intracytoplasmic sperm injection in infertile men with treated and untreated clinical varicocele. J Urol 184 (4): 1442 -1446
14. Cocuzza M, Cocuzza MA, Bragais FM, Agarwal A (2008) The role of varicocele repair in the new era of assisted reproductive technology. Clinics (Sao Paulo) 63(3): 395 - 404
15. Showell MG, Brown J, Yazdani A, Stankiewicz MT, Hart RJ. (2011). Antioxidants for male subfertility. Cochrane Database Syst Rev (1): CD007411
16. Valenti D, La Vignera S, Condorelli RA, Rago R, Barone N, Vicari E, Calogero AE (2013) Follicle-stimulating hormone treatment in normogonadotropic infertile men. Nat Rev Urol 10 (1): 55 - 62
17. Campagne DM (2013) Can male fertility be improved prior to assisted reproduction through the control of uncommonly considered factors? Int J Fertil Steril 6(4): 214 - 223

男性不育的流行病学、定义、分类 **2**

Paolo Turchi

张辰望　刘凯峰　译，马　逸　审校

2.1　定义

　　世界卫生组织（World Health Organization，WHO）规定不育症为一种生殖系统疾病，指的是在性生活中没有采取避孕措施 12 个月以上未能临床妊娠[1]。基于人口统计学考虑不育症定义，例如不育症也指在生育年龄（15～49岁）计划妊娠 5 年而未怀孕[2]；或者夫妇达成一致、未避孕、非哺乳期、一直想要一个孩子在 5 年内孩子未能安全出生[3]。WHO 也从流行病学角度定义了不育症，指处于生育年龄（15～49 岁）的易于怀孕的女性未避孕、非哺乳期、有性生活，超过 2 年没有成功怀孕。除了《WHO 人类精液检查与处理实验室手册》（第 5 版），没有定义把男性不育看作一个特定的疾病。《WHO 人类精液检查与处理实验室手册》（第 5 版）指出男性因素，"不育症指夫妇双方有正常的性生活、未采取避孕措施而 1 年以上未怀孕。男性配偶的不育或生育力低下可使用多种临床干预和实验室精液检查来进行评估"[4]。在这种情况下，应多方参考来进行男性不育的综合评估。

　　一旦认为不育症是一种异常，依据美国《残疾人法案》，已将不育症作为疾病进行分类[5]。事实上，女性不孕症被列为全球第五大严重身体异常（在小于60 岁的农村女性中）[6]。这种观点的转变同样适用于男性。疾病是脱离或阻断任何组织、器官、系统正常的结构和功能，表现为症状与体征、身体的异常。基于这一定义，男性不育症符合此标准[7]，因此理应看作一种疾病。

2.2　流行病学

　　虽然大部分的研究认为不育症几乎影响 15%～20% 的夫妇[8-11]，但是男性不育症相关的数据还不是很明确。事实上，男性不育的流行病学研究会表现出临床的问题，因为生育力是夫妇相关的概念，而男性的生殖力（也就是男性生物繁殖能力）只是生育力的一个组成部分。男女双方对于夫妇生殖力都起着各自的作用,但是生育力的结局仅仅看妊娠率或分娩,很难决定夫妇双方哪方的疾病更严重,这也正是不孕不育症的特点,没有特异的结果来证实诊断的正确性。这也限制了流行病学的研究,导致经常低估男性因素。

其他一些因素也严重限制男性流行病学的研究。首先,传统上夫妇不孕不育评估女性,而男方的诊断仅局限于精液分析。精液是最广泛使用的男性不育的生物标记物,其质量也是评估不孕不育夫妇生育能力的重要信息,但是精液也与低生育力的其他指标有关,如达到妊娠所需的时间(time to pregnancy,TTP),以及性生活的频繁程度和其他一些情况[12]。精液分析是男性不育的不全面预测,主要提供有关男性生殖道情况的信息,所以,它只是男性生育力的一个潜在间接指标。此外,精液分析依赖人工操作,具有很高的变异系数[13]。基于精液特点进行的男性不育的分类是限制了解生育情况的影响因素。此外,男性不育症不是易于记录的特定疾病,而比如前列腺癌,则容易在大型数据库中检测到。此外,不育症通常在私人医院评估和处理,而在公众健康系统数据库中并没有存储相关数据。因此,往往不可能来量化男性因素的真实情况。结果导致这种疾病诊疗追踪数据的缺失,很难来量化疾病的病因和频度。限制流行病学理解以及导致男性不育相关数据缺失的另一个因素是频繁使用男性不育经验治疗。例如,在体外受精(in vitro fertilization,IVF)中主要治疗女性配偶。总之,IVF对于女性有确切的指征,对于男性则没有。报道男性因素,往往只是根据精液的数据,没有进行临床评估,使得数据不完全,没有特异性[14,15]。

2.3 发病率

在一些特定区域,检查男性不育的发病率和患病率①,已经进行了大量的相关研究。在这些研究中,男性不育的发病率发生相当大的变化,这取决于不同的区域。例如在西伯利亚的一项研究中,女性因素和男性因素各占52.7%和6.4%[10],而尼日利亚的研究却揭示了一个更高的男性不育的患病率[16]。在该项研究中,男性不育因素占42.4%,而女性不孕因素占25.8%,20.7%男女双方均有影响。性交混乱和性传播疾病(不充足的治疗)与较高男性因素所致的不育有关[16]。尽管有大量的流行病学研究,甚至在今天所有的数据都是可用的,但是目前仍然没能确定男性不育的发病率。导致男性不育的因素随地区不同以及固有的风险有所变化(如西伯利亚 vs.尼日利亚)。评估现有的

---

① 发病率表示在一定期间内,一定人群中某病新发生的病例出现的频率。患病率是指某特定事件内总人口中某病新旧病例。

文献,男性不育发病率变化较大,从 6％到 50％,许多研究评估 30％～ 50％[17-20]。在科学文献中发现唯一一致的观点是男性不育伴随着众多影响因素。这些因素包括种族、国家、地理区域、社会经济变化、环境的职业暴露和配偶的生育力等,许多因素需要进一步研究以便更好地了解。为了理解这些数据的差异,需要再次强调的是,由于不孕不育夫妇中男性不育的评估方法缺乏,其真实发病情况可能被低估。Eisenberg 等[21]使用来自一项目(National Survey of Family Growth)的数据来分析男性不育的评估频率,发现在不孕不育夫妇中有 18％～27％的男性没有被评估。总之,这些数据表明男性不育是总体不育(孕)的重要组成部分,需使用基于人群的大规模研究得到更高质量的数据,以帮助临床医师更好地理解男性不育。

2.4　分类法

　　男性不育虽然在医学研究中很受关注,但是目前其分类仍然比较困难。一方面,在不育夫妇中可发现许多男方因素,而在过去几年中男性不育的研究报道却在减少[22-25];另一方面,除了一些特殊的原因,比如隐睾和遗传因素,其他不育因素,比如精索静脉曲张和泌尿生殖道感染,经常只是假设,并没有调查研究。所以男性不育仍然是根据精液质量(不明原因少精子症、弱精子症、畸形精子症,可单一或联合存在)进行分类,这些均不利于对病因的诊断[26]。相反,通过适当的临床评估,60％～70％的病例应可以鉴定出不育因素(表 2.1)。30％～40％的病例可能找不到明确病因,这些人表现为少精子症、弱精子症、畸形精子症,定义为特发性男性不育症。

表 2.1　男性不育的病因和相关因素以及 10 469 名患者百分比分布　　　（％）

诊　　　断	未选择的患者 ($n=12\,945$)	无精子症患者 ($n=1\,446$)
所有	100	11.2
不育的可能原因	42.6	42.6
睾丸下降不全	8.4	17.2
精索静脉曲张	14.8	10.9
精子自身抗体	3.9	—
睾丸肿瘤	1.2	2.8
其他	5.0	1.2

续 表

诊 断	未选择的患者 ($n=12\,945$)	无精子症患者 ($n=1\,446$)
特发性不育症	30.0	13.3
性腺功能低下	10.1	16.4
克兰费尔特综合征(47,XXY)	2.6	13.7
XX男性	0.1	0.6
不明原因原发性性腺功能低下	2.3	0.8
继发性性腺功能低下(促性腺激素不足)	1.6	1.9
卡尔曼综合征	0.3	0.5
特发性促性腺激素低下性性腺功能低下	0.4	0.4
垂体手术后后遗症	<0.1	0.3
其他	0.8	0.8
迟发性性腺功能低下	2.2	—
青春期体质发育延迟	1.4	—
全身性疾病	2.2	0.5
由于恶性疾病低温保存精液	7.8	12.5
睾丸肿瘤	5.0	4.3
淋巴瘤	1.5	4.6
白血病	0.7	2.2
肉瘤	0.6	0.9
勃起/射精困扰	2.4	—
梗阻	2.2	10.3
输精管结扎	0.9	5.3
囊性纤维(先天性双侧输精管缺如)	0.5	3.1
其他	0.8	1.9

选自 Jungwirth 等[27]和 Thonneau 等[26]。

　　当分析男性不育因素,意味着把一系列的可能因素分为睾丸前性原因(促性腺激素刺激睾丸不足)、睾丸性原因(睾丸疾病)、睾丸后性原因(精道梗阻、射精管疾病、勃起功能障碍)(表2.2)。由于几乎没有一个原因能成为不育的确切原因,临床评估时,每个因素都可能作为男性不育相关因素(表2.3)。此外,许多危险因素也可能与精液质量下降有关(表2.4),在采集病史时须引起注意,但截至目前,其相关科学证据还不充分。

表 2.2　男性不育原因分类和分布

睾丸前性	5%～10%
睾丸性	65%～75%
睾丸后性	10%～20%

表 2.3　男性不育主要相关因素

隐睾
遗传原因
精索静脉曲张
睾丸肿瘤
睾丸外伤
泌尿生殖道感染(睾丸、附睾、前列腺和精囊腺)
医源性原因(手术、放疗、化疗)
全身性疾病
精索扭曲

表 2.4　男性不育主要危险因素

年龄
生活方式
吸烟
药物滥用(酒精、大麻衍生物、阿片类)
不动/肥胖
阴囊温度(衣服、内衣、从事高温职业、经常桑拿)
暴露于有毒的环境或职业
不育的家族史

参考文献

1. Zegers-Hochschild F, Adamson GD, de Mouzon J, Ishihara O, Mansour R, Nygren K, Sullivan E, Vanderpoel S (2009) International Committee for Monitoring Assisted Reproductive Technology (ICMART) and the World Health Organization (WHO) revised glossary of ART terminology. Fertil Steril 92(5): 1520 - 1524

2. Rutstein SO, Iqbal HS (2004) Infecundity, infertility, and childlessness in developing countries. Demographic and health surveys (DHS) comparative reports No. 9. ORC Macro and World Health Organization Geneva, Switzerland, Calverton

3. Mascarenhas MN, Flaxman SR, Boerma T, Vanderpoel S, Stevens GA (2012) National, regional, and global trends in infertility: a systematic analysis of 277 health surveys. PLoS Med 9(12): e1001356

4. World Health Organization (2010) WHO laboratory manual for the examination and processing of human semen, 5th edn. World Health Organization, Geneva

5. Meacham RB, Joyce GF, Wise M, Kparker A, Niederberger C (2007) Male infertility. J Urol 177(6): 2058 - 2066

6. Krahn GL (2011) World Report on Disability: a review. World Health Organisation and World Bank. Disabil Health J 4(3): 141 - 142

7. Winters BR, Walsh TJ (2014) The epidemiology of male infertility. Urol Clin North Am 41: 195 - 204

8. Sharlip ID, Jarow JP, Belker AM, Lipshultz LI, Sigman M, Thomas AJ, Schlegel PN, Howards SS, Nehra A, Damewood MD, Overstreet JW, Sadovsky R (2002) Best practice policies for male infertility. Fertil Steril 77(5): 873 - 882

9. Gunnell DJ, Ewings P (1994) Infertility prevalence, needs assessment and purchasing. J Public Health Med 16(1): 29 - 35

10. Philippov OS, Radionchenko AA, Bolotova VP, Voronovskaya NI, Potemkina TV (1998) Estimation of the prevalence and causes of infertility in Western Siberia. Bull World Health Organ 76(2): 183 - 187

11. Sabanegh E, Agarwal A (2011) Male infertility. In: Wein A (ed) Campbell-Walsh urology, 10th edn. Elsevier Saunders, Philadelphia, pp 616 - 647

12. Olsen J, Ramlau-Hansen CH (2014) Epidemiologic methods for investigating male fecundity. Asian J Androl 16: 17 - 22

13. Filimberti E, Degli Innocenti S, Borsotti M, Quercioli M, Piomboni P, Natali I, Fino GM, Cagliaresi C, Criscuoli L, Gandini L, Biggeri A, Maggi M, Baldi E (2013) High variability in results of semen analysis in andrology laboratories in Tuscany (Italy): the experience of an external quality control (EQC) programme. Andrology 1(3): 401 - 407

14. Smith JF, Walsh TJ, Shindel AW, Turek PJ, Wing H, Pasch L, Katz PP (2009) Sexual, marital, and social impact of a man's perceived infertility diagnosis. J Sex Med 6 (9): 2505 -2515

15. Jensen TK, Jacobsen R, Christensen K, Jacobsen R, Christensen K, Nielsen NC, Bostofte E (2009) Good semen quality and life expectancy: a cohort study of 43, 277 men. Am J Epidemiol 170(5): 559 - 565

16. Ikechebelu JI, Adinma JI, Orie EF, Ikegwuonu SO (2003) High prevalence of male infertility in southeastern Nigeria. J Obstet Gynaecol 23(6): 657 - 659

17. Mosher WD, Pratt WF (1991) Fecundity and infertility in the United States: incidence and trends. Fertil Steril 56(2): 192 - 193

18. Brugh VM 3rd, Matschke HM, Lipshultz LI (2003) Male factor infertility. Endocrinol Metab Clin North Am 32(3): 689 - 707

19. Leke RJ, Oduma JA, Bassol-Mayagoitia S, Bacha AM, Grigor KM (1993) Regional and

geographical variations in infertility: effects of environmental, cultural, and socio economic factors. Environ Health Perspect 101(Suppl 2): 73 - 80

20. Tielemans E, Burdorf A, te Velde E, Weber R, van Kooij R, Heederik D (2002) Sources of bias in studies among infertility clients. Am J Epidemiol 156(1): 86 - 92

21. Eisenberg ML, Lathi RB, Baker VL, Westphal LM, Milki AA, Nangia AK (2013) Frequency of the male infertility evaluation: data from the national survey of family growth. J Urol 189(3): 1030 - 1034

22. Skakkebaek NE, Jorgensen N, Main KM, Toppari J (2006) Is human fecundity declining? Int J Androl 29(1): 2 - 11, 3, 11, 12

23. Auger J, Kunstmann JM, Czyglik F, Jouannet P (1995) Decline in semen quality among fertile men in Paris during the past 20 years. N Engl J Med 332(5): 281

24. Carlsen E, Giwercman A, Keiding N, Skakkebaek NE (1992) Evidence for decreasing quality of semen during past 50 years. BMJ 305(6854): 609 - 613

25. Menchini-Fabris F, Rossi P, Palego P, Simi S, Turchi P (1996) Declining sperm counts in Italy during the past 20 years. Andrologia 28(6): 304

26. Thonneau P, Marchand S, Tallec A, Ferial ML, Ducot B, Lansac J, Lopes P, Tabaste JM, Spira A (1991) Incidence and main causes of infertility in a resident population (1,850,000) of three French regions (1988 - 1989). Hum Reprod 6(6): 811 - 816

27. Jungwirth A, Giwercman A, Tournaye H, Diemer T, Kopa Z, Dohle G, Krausz C, European Association of Urology Working Group on Male Infertility (2012) European Association of Urology guidelines on male infertility: the 2012 update. Eur Urol 62(2): 324 - 332

精液分析

Giovanni Beretta

吕　芳　译，马　逸　陈向锋　审校

3

3.1　精液分析能否预测男性不育的发生

　　精液分析是不孕不育夫妇诊疗过程中一项重要的检查，专家建议在不孕不育治疗前即开始进行精液分析检查，甚至是在由女性原因导致不孕的诊疗之前进行。尚未知道男方精液质量检查结果前即对女性进行药物治疗是不合适的。虽然精液分析是评估男性生育力的重要指标和评价基础，但是精液质量不能准确预测男性不育[1]。

　　WHO 对精液分析的指导方针是建立在一个百分位数基础之上的，这个百分位数是以 1 年内成为父亲的男性群体精液参数为样本。第 5 百分位数是精液分析参数参考值下限，即较低的可接受的精液参数值代表这一样本群体的第 5 百分位数。换句话说，男性精液分析数值低于第 5 百分位数，在过去 1 年里他们中只有少于 5％能够成为父亲。这就意味着比临界值好或者差对一名男性是否成为父亲并不是必要条件。因此当对不孕不育可能的原因进行研究分析时，男性精液质量参数几乎不能作为指导方针。

　　男性不育的诊断在男性不育管理中是非常重要的，但就如同疼痛，男性不育并不是一种诊断而是一种症状。精液分析仅仅是第一步，所有精子异常的男性应当综合考虑其临床病史，都应当进行全面的临床检查。

　　一般而言，要求男性禁欲 3～5 日后再进行精液检查。很多材料都具有精子毒性，所以精液分析实验室使用的取精杯是非常重要的，取精杯应由实验室提供；如果精液样本是在家中取得，应当在 1 h 之内将精液送至精液分析实验室。

　　精液分析必须包括肉眼可见参数和显微镜镜检参数评估。如果发现精液异常，在对男性不育确诊之前，应当进行多次精液质量分析检测[2]。

　　精液参数的波动性进一步降低了 WHO 精液参数最新参考值的临床意义。

　　数据表明，精液质量存在地区差异性，甚至同一个人的精液样本也存在差异性[3,4]。

3.2 肉眼可见参数

精液不仅仅由精子（图 3.1）组成，事实上精子仅占精液体积的不到 5%。健康男性的精液包括睾丸组织中的液体，以及精囊、前列腺和尿道球腺分泌的液体。

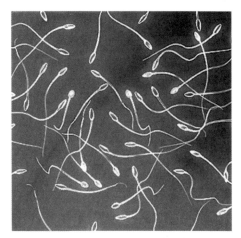

图 3.1 精子

正常精液体积在 1.5~6 ml。性高潮后无精液射出（无精液症）通常发生在糖尿病神经病变、做过外科手术以及服用了交感神经药物的男性。在这些情况下，由于破坏了神经丛，精液可能逆行射精进入膀胱，因此有必要检测男性射精后的尿液。

精液体积小于 1.5 ml（少精液症）可能是射精时精液收集不完全、不完整的性高潮或者是错误的禁欲方式导致。如果精液 pH <7.0，可能意味着精囊缺失或射精管梗阻；如果精液 pH >8.0，可能意味着性腺功能低下、炎症，或者服用了麻醉类药物。

精液外观和颜色对评估精子受精能力意义不大。

精液外观半透明可能预示着没有精子，而精液外观不透明可能意味着没有精子细胞组分。精液红色说明精液中有血细胞（血精），精液颜色偏黄则可能意味着黄疸。

精液浓厚且呈凝胶状，会有助于精子黏附在宫颈。精液通常会在射精后 20~30 min 液化。不呈现凝胶状的精液预示着输精管梗阻或者精囊发育不全，以及继发性分泌物缺乏。精液液化延迟意味着前列腺、精囊、尿道球腺（即所说的男性附属腺体）出现了问题。

精液黏度是另一个精液参数，精液黏度异常，其精液拉长呈线状，并且长度超过 50 mm，此时，精子活力降低，精子在生殖道内的运动能力也降低。

3.3 显微镜镜检参数

3.3.1 精子密度

精子密度是以每毫升中含有精子数量为计数单位。正常精液精子密度大于 1 500 万/ml。

2010 年 WHO 建议 1 500 万/ml 是精子密度正常与否的下限,低于 1 500 万/ml 即为精子密度异常。正常精液精子总数超过 3 900 万[5]。

一项对 765 例不育男性和 696 例正常生育男性的研究显示,低生育力男性的精子密度低于 1 350 万/ml[6]。

另一项对 166 例因男性因素导致的不育和 56 例证实有生育能力的男性精液质量研究结果显示,精子密度为 3 120 万/ml 是生育能力预后的良好因素[7]。

此外,该文献研究结果显示不育男性和生育男性之间存在显著的精子密度重叠阈。

少精子症,即精子密度低,其精子密度低于 500 万~1 000 万/ml,可能是射精过程中损失了一部分精液,也可能是输精管部分阻塞、药物的影响以及遗传基因异常导致。少精子症的原因还包括使用了某些药物,如阿司匹林和呋喃妥因,以及过多的热暴露。

无精子症,即精液中无精子,可能是由于完全性精子梗阻、性功能低下、医源性原因(化疗)造成,或者最有可能的原因是特发性的遗传因素。在这些情况下,精液分析必须从精液样本多次取样,离心后方能确认无精子症[8]。

3.3.2 精子活力

精子按照精子游动能力划分等级。

精子前向运动包括快速前向运动和缓慢前向运动。

精液取出后 60 min 内,前向运动精子数量少于 32% 且活动精子(前向运动精子和非前向运动精子)总数少于 40%,即认为弱精子症[5]。弱精子症,即精子活力低下,精子取出后长时间未处理也可能导致检测结果提示弱精。取精杯有毒,或精液样本暴露在高温或者阳光下,也会被误认为是弱精子症。长时间禁欲也会导致弱精。弱精子症的原因还包括畸形精子、白细胞以及遗传因素。抗精子抗体往往会引起弱精子症。精子凝集同时伴随着弱精能够预示着抗精子抗体存在[9]。

重度弱精子症患者需要检测活动精子和死精子(不活动精子)。

当精子存活率检测提示不活动精子比率超过 60% 时,需进行精子染色来区分不活动精子是死精子还是仅仅只是不游动的精子,从而报告活动精子百分比。正常精子存活率在 58% 及以上。

3.3.3 精子形态

精子染色可评估精子形态和大小,2010 年 WHO 指南建议精子形态分析使用克鲁格(Kruger)的严格评分标准,并遵循 Kruger - Menkeveld 严格评分标准[10]。

使伴侣在 12 个月内怀孕的男性,其正常精子形态的比率低于 4%,即认为其精子形态比率低于正常值[5]。

目前业界对使用精子形态的标准,以及最能预测体外和体内受精能力的标准仍然存在争议。

为了提倡使用严格的标准,WHO 建议 4% 的正常精子形态是一个临界值,当正常精子比率高于 4% 时与体外受精结局正相关[11]。

但是需要重点强调的是,一些研究已经发现这一严格评分标准对预测体外受精结局的意义不大[12]。

3.3.4 非精子细胞组成部分

少精子症往往存在未成熟的生殖细胞,同时精液中精子数量通常较少。

应当特别关注精液中白细胞的密度。虽然精液中通常均存在白细胞,但是如果白细胞密度高于 $1\times10^6/ml$ 即视为异常[5]。高于正常白细胞(WBC)计数的精液被称为白细胞精子症,其预示着感染。然而,有些白细胞精子症男性,既没有感染,生殖能力也没有受到损害。实际上,在任何地方,都有 5%～20% 的男性可能存在白细胞精子症。目前已经发现精液中白细胞的数量与微生物的总数正相关。精液中白细胞密度 $0.2\times10^6/ml$ 为预测白细胞与微生物相关的敏感性/特异性最佳比值[13](表 3.1)。

表 3.1 精液参数在未避孕夫妇 12 个月内预测怀孕价值的参考区间[5]

参　数	N	百　分　位　数								
		2.5	5	10	25	50	75	90	95	97.5
精液体积(ml)	1 941	1.2	1.5	2.0	2.7	3.7	4.8	6.0	6.8	7.6
精子密度($10^6/ml$)	1 859	9	15	22	41	73	116	169	213	59
精子总数(10^6/射精)	1 859	23	39	69	142	255	422	647	802	928
前向运动(PR,%)	1 780	28	32	39	47	55	62	69	72	75
非前向运动(NP,%)	1 778	1	1	2	3	5	9	15	18	22
不活动精子(IM,%)	1 863	19	22	25	31	39	46	54	59	65
正常形态(%)	1 851	3	4	5.5	9	15	24.5	36	44	48
存活率(%)	428	53	58	64	72	79	84	88	91	92

白细胞会产生活性氧类(reactive oxygen species，ROS)和细胞毒性因子，过量的白细胞还可能会损害精子质量[14]。

精液中存在红细胞并不总是预示着生殖道感染或异常，但精液中有微生物存在则一定预示着生殖道感染[15]。

3.4 精子功能检测

虽然精液分析是分析精子受精能力的主要检测手段，但是研究显示，常规精液分析可能无法反映精子功能的缺陷。精子功能检测需要评估精子能否到达受精部位并完成受精，因此需要各种检测方法来评估精子功能[16,17]。

为了找到新的诊断方法，目前关于调控精子功能分子机制方面的研究仍在持续增加，例如日前研究强调精子 DNA 完整性和 DNA 凝聚对精子功能具有重要作用[18-20]。

3.4.1 精子获能检测

精子获能是指精卵结合前精子的结构和功能发生一系列变化从而获得受精能力。

精子获能过程在女性生殖道内进行，同时使用体外诱导培养液体也能使精子获能。在精卵结合前这一过程能够阻止裂解酶释放。精子获能的信号之一是精子的超活化。目前，精子获能检测的临床意义仍有待确定[21]。

3.4.2 抗精子抗体检测

100 年前，人们就已经知道精子表面存在产生特异性免疫应答的抗原。抗精子抗体的存在可以解释精子过度凝集现象。抗精子抗体能够阻止精子穿透宫颈黏液，或者阻止精卵结合、阻止精子穿透透明带。

由紧密连接的精细管支持细胞形成的血睾屏障能够阻挡精子的抗原性。

男性青春期开始生成精子时，精子即具有抗原的能力，此时免疫系统开始响应对精子抗原的刺激。睾丸扭转、输精管结扎、睾丸外伤可导致血睾屏障损伤。当血睾屏障被破坏时，精子进入免疫系统，引起免疫应答，形成抗精子抗体[9]。

现有检测抗精子抗体的方法主要有两种：精子混合反应凝集实验(MAR检测，检测免疫球蛋白 G)和免疫磁珠结合检测(能够检测免疫球蛋白A、G、M)。

当超过 50% 活动的精子附着在磁珠上即认为抗精子抗体阳性[22,23]。

3.4.3 精子 DNA 损伤测定

精子 DNA 损伤与精液质量分析参数差的关系密切，例如精子密度低、精子活力差以及活性氧类含量高均影响精子 DNA 损伤程度。哺乳动物受精包括：精子直接和卵母细胞结合，细胞膜融合技术，以及雄性和雌性配子基因组联合。尽管研究报道有很少比率正常生育的男性精子即使存在 DNA 损伤，其 DNA 损伤也可以通过卵母细胞质修复；但是不育男性的精子存在大幅增加的 DNA 损伤时，这些损伤将对妊娠结局产生负面影响[24,25]。卵母细胞胞质对精子 DNA 损伤的修复似乎有一个阈值（例如精子染色质凝聚异常，精蛋白缺乏），从而避免胚胎发育异常和不良妊娠结局[26,27]。

3.4.3.1　DNA 损伤直接测定法

（1）末端脱氧核苷酸转移酶介导的脱氧尿苷三磷酸缺口末端标记技术（TUNEL）。

（2）DNA 氧化测量法。

3.4.3.2　DNA 损伤间接测定法

（1）精子染色质结构分析法（SCSA）。

（2）精子染色质扩散试验。

（3）荧光原位杂交分析精子技术（FISH）。

总而言之，尽管有些研究表明常规 IVF 治疗过程中 DNA 损伤与不良妊娠结局密切相关，但是分析比较 IVF 或 IVF/卵胞质单精子注射的 DNA 损伤程度与受精率、妊娠结局并无显著相关性[5,28-31]。

按照美国生殖医学实践委员会的观点，因精子染色质结构分析存在显著的个体差异性，所以还没有精子 DNA 损伤程度的精确结论[32]。

3.5　结论

精液分析在评价男性不育中具有重要作用，但它并不是一个能够直接衡量精子质量的方法。精液分析结果异常可能由多种因素造成，例如患者没有完全收集精液，疾病、发热、压力、药物也会影响精液质量。

确认精子异常的真正原因至少需要两次精液检测。单个独立的精液参数变量不能作为评估男性生育能力的指示因素，还需要综合考虑其他精液参数指标和临床环境。

参考文献

1. Lewis SE (2007) Is sperm evaluation useful in predicting human fertility? Reproduction 134：31 - 40
2. Keel BA (2006) Within-and between-subject variation in semen parameters in infertile men and normal semen donors. Fertil Steril 85：128 - 134

3. Alvarez C, Castilla JA, Martinez L, Ramirez JP, Vergara F, Gaforio JJ (2003) Biological variation of seminal parameters in healthy subjects. Hum Reprod 18: 2082–2088

4. Jorgensen N, Andersen AG, Eustache F et al (2001) Regional differences in semen quality in Europe. Hum Reprod 16: 1012–1019

5. World Health Organisation (2010) WHO laboratory manual for the examination and processing of human semen, 5th edn. WHO, Geneva

6. Guzick DS, Overstreet JW, Factor-Litvak P et al (2001) Sperm morphology, motility, and concentration in fertile and infertile men. N Engl J Med 345: 1388–1393

7. Nallella KP, Sharma RK, Aziz N, Agarwal A (2006) Significance of sperm characteristics in the evaluation of male infertility. Fertil Steril 85: 629–634

8. Jarow JP, Espeland MA, Lipshultz LI (1989) Evaluation of the azoospermic patient. J Urol 142: 62–65

9. Beretta G, Chelo E, Marzotto M, Zanollo A (1993) Anti-sperm antibodies in dyspermia in spinal cord injury patients. Arch Ital Urol Androl 65(2): 189–192

10. Kruger TF, Acosta AA, Simmons KF et al (1987) New method of evaluating sperm morphology with predictive value for human in vitro fertilization. Urology 30: 248–251

11. Coetzee K, Kruge TF, Lombard CJ (1998) Predictive value of normal sperm morphology: a structured literature review. Hum Reprod Update 4: 73–82

12. Morgentaler A, Fung MY, Harris DH, Powers RD, Alper MM (1995) Sperm morphology and in vitro fertilization outcome: a direct comparison of World Health Organization and strict criteria methodologies. Fertil Steril 64: 1177–1182

13. Punab M, Loivukene K, Kermes K, Mandar R (2003) The limit of leucocytospermia from the microbiological viewpoint. Andrologia 35: 271–278

14. Pasqualotto FF, Sundaram A, Sharma RK, Borges E Jr, Pasqualotto EB, Agarwal A (2008) Semen quality and oxidative stress scores in fertile and infertile patients with varicocele. Fertil Steril 89: 602–607

15. Agarwal A, Bragais FM, Sabanegh E (2008) Assessing sperm function. Urol Clin North Am 35: 157–171, vii

16. Ombelet W, Bosmans E, Janssen M, Cox A, Vlasselaer J, Gyselaers W et al (1997) Semen parameters in a fertile versus subfertile population: a need for change in interpretation of semen testing. Hum Reprod 12: 987–993

17. Sigman M, Baazeem A, Zini A (2009) Semen analysis and sperm function assays: what do they mean? Semin Reprod Med 27: 115–123

18. Sakkas D et al (1998) Sperm nuclear DNA damage and altered chromatin structure: effect on fertilization and embryo development. Hum Reprod 13(Suppl 4): 11–19

19. Aitken RJ, Krausz CG (2001) Oxidative stress, DNA damage and the Y chromosome. Reproduction 122: 497–506

20. Virro MR et al (2004) Sperm chromatin structure assay (SCSA) parameters are related to fertilization, blastocyst development, and ongoing pregnancy in in vitro fertilization and intracytoplasmic sperm injection cycles. Fertil Steril 81: 1289–1295

21. Tesarik J (1989) Appropriate timing of the acrosome reaction is a major requirement for the fertilizing spermatozoon. Hum Reprod 4: 957–961

22. Mortimer D (1994) Practical laboratory andrology. Antisperm antibodies. Oxford University Press, Oxford, pp 111–125

23. Jarow JP, Sanzone JJ (1992) Risk factors for male partner antisperm antibodies. J Urol 148: 1805–1807

24. Evenson DP, Jost LK, Marshall D, Zinaman MJ, Clegg E, Purvis K et al (1999) Utility of the sperm chromatin structure assay as a diagnostic and prognostic tool in the human fertility

clinic. Hum Reprod 14: 1039 - 1049

25. Zini A, Bielecki R, Phang D, Zenzes MT (2001) Correlations between two markers of sperm DNA integrity, DNA denaturation and DNA fragmentation, in fertile and infertile men. Fertil Steril 75: 674 - 677

26. Ahmadi A, Ng SC (1999) Fertilizing ability of DNA-damaged spermatozoa. J Exp Zool 284: 696 - 704

27. Cho C, Jung-Ha H, Willis WD, Goulding EH, Stein P, Xu Z et al (2003) Protamine 2 deficiency leads to sperm DNA damage and embryo death in mice. Biol Reprod 69: 211 - 217

28. Bungum M, Humaidan P, Axmon A, Spano M, Bungum L, Erenpreiss J et al (2007) Sperm DNA integrity assessment in prediction of assisted reproduction technology outcome. Hum Reprod 22: 174 - 179

29. Benchaib M, Lornage J, Mazoyer C, Lejeune H, Salle B, François Guerin J (2007) Sperm deoxyribonucleic acid fragmentation as a prognostic indicator of assisted reproductive technology outcome. Fertil Steril 87: 93 - 100

30. Lin MH, Kuo-Kuang Lee R, Li SH, Lu CH, Sun FJ, Hwu YM (2008) Sperm chromatin structure assay parameters are not related to fertilization rates, embryo quality, and pregnancy rates in *in vitro* fertilization and intracytoplasmic sperm injection, but might be related to spontaneous abortion rates. Fertil Steril 90: 352 - 359

31. Frydman N, Prisant N, Hesters L, Frydman R, Tachdjian G, Cohen-Bacrie P et al (2008) Adequate ovarian follicular status does not prevent the decrease in pregnancy rates associated with high sperm DNA fragmentation. Fertil Steril 89: 92 - 97

32. The Practice Committee of the American Society for Reproductive Medicine (2013) The clinical utility of sperm DNA integrity testing. Fertil Steril 99: 673 - 677

不育诊断

4

Edoardo S. Pescatori

平　萍　译，马　逸　陈向锋　审校

当一对夫妇未避孕 1 年而未孕时，双方应接受详尽的医学检查。如果存在已知的男性（如隐睾病史）或女性（如年龄超过 35 岁）不育危险因素，或者男性想了解自己的生育力，则建议更早些进行评估[1]。

男科专家进行男性生育力评估基于这一事实：在不孕不育夫妇中，单纯男方因素占 20%，在双方存在不育因素中占 30%～40%[2,3]。目前推荐诊断不孕不育夫妇双方应同时进行检查[4]。对男性不育进行评估的目的在于了解不育的原因后予以纠正以期获得自然妊娠，或者提高辅助生殖技术（ART）的成功率。另外，探索潜在的病因，除了与不育相关，也可能危及身体健康。

4.1　男性不育的男科学评估：首次正式就诊

男性不育男科学评估最少应包括完整的病史、体格检查和两次精液分析[1]。体检评估常需要阴囊甚至前列腺超声检查，这些检查在一次男科就诊时即可完成。初诊时有特殊问题者适合深入检查。简单来说，这些检查包括性激素评估、基因检测、性交后尿液分析和特殊精子分析（图 4.1）。男科门诊各组成部分详述如下。

4.1.1　病史

询问病史时应调查可能影响男性生育力的所有因素，详述如下。

4.1.1.1　生育史

患者之前有无使目前女性伴侣或其他女性伴侣妊娠的情况，如果有，提示更多关注女性伴侣，如果有自发性流产史，应直接注意精子 DNA 评估。

4.1.1.2　职业史

应注意影响生育力的高危职业，如直接或长期暴露于高温（如厨师工作），

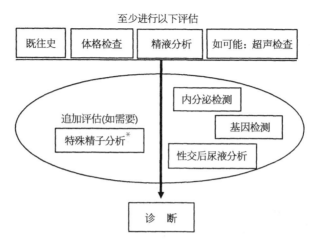

图 4.1 男科学检查流程

* 特殊精子分析目前认为是实验性的(WHO)

以及暴露于生殖腺毒性制剂(如杀虫剂),针对这些特殊情况,在终止暴露后经历 1~2 个生精周期(3~6 个月)后生育力可能有所提升。

4.1.1.3 生活方式危险因素

吸烟[5-7]、酗酒[8]和咖啡[9]、吸食致幻剂[10]、体质指数(body mass index, BMI)过高[11,12]、体育活动少[13],都与男性生育力受损有关。改变这些危险因素可能对男性生育力产生积极影响。

4.1.1.4 男科病史

应调查以下情况是否发生:睾丸未降及隐睾手术年龄,睾丸扭转及结果,之前有无腹股沟和阴囊手术如疝修补术、前列腺手术,青春期及青春期前的腮腺炎相关睾丸炎、青春期发育、嗅觉丧失,以往肿瘤病史及相关治疗,近期和目前用药、泌尿生殖道症状或感染,目前有无发热情况。

4.1.1.5 性生活史

应询问患者性欲、勃起质量、性交频率、射精以及与生育相关的性功能障碍。

4.1.2 体格检查

对男性进行不育评估时,从中获得的信息远多于女性患者:即使没有超声检查,男性生殖器在外部且易于评估,并且男性主要附属性腺前列腺可以通过肛门指诊触及具体大小。男科体格检查应包括:评估第二性征,是否存在男性女性型乳房,检查阴茎时应注意尿道开口位置,通过肛门指诊了解前列腺

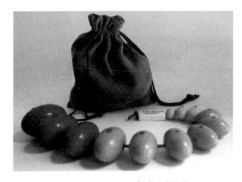

图 4.2　Prader 睾丸测量仪

大小。

对阴囊内容物检查同样重要。应评估双侧睾丸是否存在及其位置（正常 vs.下降不全 vs.异位）、大小（根据 Prader 睾丸测量仪,图 4.2）,小的瘤体是否存在。应评估附睾是否存在,有无扩大及囊肿。双侧输精管是否存在,静息时精索静脉是否存在曲张及分级[14]。

4.1.3　精液分析

精液分析是实验室评估男性不育的基础,可以界定男性不育的严重程度[1]。《WHO 人类精液检查与处理实验室手册》（2010 年版）详细介绍了目前精液分析的标准与流程[15],每个从事精液分析的实验室都应遵守这一标准。

总之,实验室精液分析报告定义不低于参考值下限者（第 5 百分位数）为正常。严格地评价精液分析报告,参考值下限是第 5 百分位数,即 5％的已生育男性精液参数低于此数值,而不是 12 个月内配偶受孕男性精液的平均值[15]。表 4.1 列举了最新版 WHO 精液参数第 5 百分位数和第 50 百分位数的参考值,以期给读者提供关于精液分析更具指导性的解读。

表 4.1　配偶 12 个月妊娠男性精液参数第 5 百分位数和第 50 百分位数的分布（WHO）

参　　数	百分位数	
	第 5 百分位数	第 50 百分位数
精液量（ml）	1.5	3.7
精子密度（10^6/ml）	15	73
总活力（PR＋NP）（％）	40	61
正常形态（％）	4	15

注：PR 指前向运动活力；NP 指非前向运动活力。

应该记住,95％参考区间内的精液参数并不保证受孕,在参考值以外,与其他临床资料孤立,也不意味着不育或者生育力异常；解读精液参数时必须同其他临床指标相联系[16]（表 4.2）。

表 4.2 病史、体格检查、精液分析资料和可能潜在的病因

病　史	体格检查	精液分析	怀　疑
以前前列腺手术	—	性交时精子减少或缺失	逆行射精
嗅觉丧失/发育延迟	隐睾	—	卡尔曼综合征
腹股沟疝修补术	附睾扩张	少精子症	输精管医源性损伤
性欲低下	性征改变	少弱畸形精子症	性腺功能减退
性欲低下	小而硬的睾丸	无精子症	克兰费尔特综合征
青春期后腮腺炎	小而软的睾丸	无精子症/隐匿精子症	病毒感染后睾丸损伤
—	精曲	少弱畸形精子症	精索静脉曲张
射精疼痛	前列腺痛性结节	精液量少	梗阻性前列腺囊肿
—	小睾丸	精液量正常，无精子症	非梗阻性无精子症
—	附睾扩张	精液量少，无精子症	梗阻性无精子症
近期发热	附睾疼痛	白细胞数量 2×10^9/L，少弱畸形精子症	感染

4.1.4 睾丸与前列腺的超声评估

通常男科体格检查还应包括阴囊内容物和前列腺的检查。

睾丸超声提供了有关睾丸组织结构的有用信息(图 4.3a，微石症)：可能存在的未触及肿块,准确测量睾丸体积,附睾的细节以及精索静脉曲张(静息态时使用超声多普勒检查)。如果有梗阻的病理表现,经直肠超声可以发现射精管梗阻(图 4.3b)。如果存在精液量减少甚至无精子症,睾丸体积正常,附睾扩张以及射精不适/疼痛,则考虑射精管梗阻。

4.2 男性不育的男科学评估：其他检查

首次男科门诊获得的信息会促进后续的诊断工作。经常采用的检测有内分泌检查、基因检测、性交后尿液分析和特殊精子评估。

4.2.1 内分泌检查

初次男科门诊经病史询问和体格检查发现精子数量少以及性功能障碍

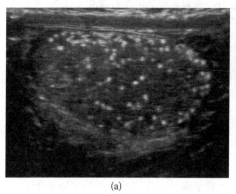 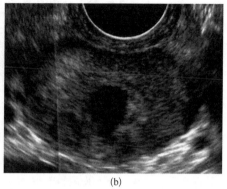

(a)   (b)

图 4.3 可能的超声发现

(a) 睾丸微石症；(b) 前列腺内梗阻性囊肿

时,应进行内分泌评估。性腺活动依赖垂体黄体生成素(luteinizing hormone,LH)和卵泡刺激素(follicle-stimulating-hormone,FSH)的刺激,性激素评估至少包括 FSH 和血清总睾酮(total testosterone,TT),同时检测泌乳素和雌激素以更全面地了解患者内分泌状态(表 4.3)。

表 4.3 精液分析变化时简化的内分泌诊断

FSH	LH	TT	解读
>	>	<	原发性性腺功能低下:问题在睾丸
<	<	<	继发性性腺功能低下:问题在下丘脑/垂体
>	N	N	可能情况:生精阻滞,胚胎发育不全,遗传原因
N	N	N	非内分泌原因 vs.低促性腺素性功能低下症

注: N 指正常。

4.2.2 基因检测

如果存在非梗阻性无精子症或严重少精子症(精子计数<1 000 万/ml),推荐行常染色体和 Y 染色体长臂微缺失检查[17]。当存在双侧或单侧输精管缺如,梗阻性无精子症或严重少精子症(精子计数<1 000 万/ml),强烈建议囊性纤维化跨膜传导调控基因(CFTR)突变筛查[17]。如果病史采集时发现嗅觉丧失,而且和无精子症相联系,推荐 KAL1 基因筛查,以发现与 X 染色体相关的各种卡尔曼综合征[18]。

4.2.3　性交后尿液分析

性生活后射精量少或不射精推荐此检查。性交后尿液中检出精子提示逆行射精。

4.2.4　特殊精子评估

4.2.4.1　活性氧

活性氧(ROS)由精液中淋巴细胞和精子细胞产生,虽然它们在获能和顶体反应中有正常的生理作用,如果过量将使精子液态膜过氧化反应,诱发核和线粒体 DNA 损伤[19]。化学发光法可用来检测 ROS 产生和人类精子氧化还原活动。

4.2.4.2　精子染色体评估

许多方法可以用来评估精子染色体和 DNA 是否正常。目前使用最多的是 TUNEL(原位末端转移酶标记技术)、COMET(单细胞凝胶电泳)和 SCD(精子染色质扩散)实验。这些实验结果均相关[20],且与精子形态学、活力和存活率相关[2]。

虽然建议在自然受孕、宫腔内注射人工授精、体外受精、单精子卵泡浆内注射失败时进行该项评估,但是检测结果与生育问题之间是否存在关联尚存争议[2]。

需要注意的是,ROS 测定和精子染色体检查评估目前被认为是研究性项目[2]。

4.3　对于男性,不仅精子,男性不育病因检测有助于发现男性不育潜在异常和危险因素

近来有报道不育男性总体比已生育男性健康状况差[21,22]。精液质量低下是其整体健康的生物学标记,与其相对不良的生活状态有关[22]。虽然以上以疾病为主的研究并不主要与不育相关,不育男性中更为多见的与生育相关有两种特殊情况:睾丸生殖细胞肿瘤和 BMI 升高。不育男性睾丸肿瘤发病率比正常男性高 20 倍[23],与健康对照组相比,睾丸肿瘤患者的精液参数发生了改变[24]。升高的 BMI 与精子密度[25]、活力、DNA 完整性呈负相关[26]。

生育力低下的另外两个危险因素是吸烟和运动少[25]。值得一提的是,虽然这两者没有在不育男性人群中更流行,但是与升高的 BMI 相伴随,它们也是众所周知的心血管危险因素。

男性不育的男科学检查有助于发现生育以外的其他健康问题,如危及生命的睾丸肿瘤、心血管危险因素,如果可纠正的话,可以积极改善生活质量和生存时间(表 4.4)。

表 4.4 不育男性/精液质量低下男性与生育力正常
男性的寿命、主要情况和危险因素比较

情　况	参 考 文 献
死亡率增加[a]	［22］
睾丸生殖细胞肿瘤	［23,27 - 29］
大肠癌	［30］
黑色素瘤	［30］
前列腺癌	［30］
心血管疾病	［21］
肺病	［21］
结缔组织疾病	［21］
肝脏疾病	［21］
糖尿病	［21］
BMI	［21］

注：a 死亡率增加是由于较大范围的疾病，而非与生活方式或社会经济地位相关的特殊疾病。

4.4 何时推荐，如何推荐：推荐信的要点

男科诊断性检查结束后，患者的处理取决于检查结果本身和可能存在的女性不孕因素，包括女方年龄过大（>35 岁）。如果女方因素存在，男方治疗策略不应延误进入辅助受孕计划。

可能的介绍总结见表 4.5。

表 4.5 根据检查结果，不育夫妇的优先治疗顺序

MFI	FFI	处 理
＋，可治愈的	—	男性治疗＋重新评估
＋，可治愈的	＋	男性治疗＋同时 ART
＋，不可治愈的	＋/—	ART
—，不明原因不育	＋/—	ART

注：MFI 指男性因素不育；FFI 指女性因素不孕。

如表 4.5 所列，男科检查常见结果对于辅助生殖具有指导意义。如果需要辅助生殖，给辅助生殖同行的推荐信中充分总结男方状况是非常重要的。

最近,一个意大利男科和妇科专家组建议示意图推荐信,旨在给 ART 医师提供男方有关的所有关键临床信息[31]。建议推荐信包含以下五个方面。

(1) 抬头:这部分包括配偶双方的姓名和年龄。

(2) 推荐原因:这部分应该总结男方生育史、试孕时间、与现在伴侣以往可能的妊娠史(相关结局)。如果相关,附上以往配偶的情况。更重要的是,应该总结男性诊断性评估的结果,不可治疗的男性不育还是有治疗潜力的男性不育,伴有可疑/存在女性不孕因素,还是原因不明的不育。

(3) 男性检测总结:诊断性结论(如精索静脉曲张、低促性性腺功能低下症等)。

(4) 提示如何改善精子质量:例如,去除明确的危险因素(吸烟、BMI 升高等)。平行于 ART 的特异性治疗,如精索静脉曲张的矫治、生殖道感染治疗。

(5) 特别注意点:无精子症病例应注明无精子症的类型(梗阻性或非梗阻性),基因检测结果,考虑到病例的特殊性,对于精子获取最佳方式的建议。

4.5 结论

当夫妇生育遇到困难时,男科检查是必需的。精液中存在精子,即使检测值不低于 WHO 推荐的正常低限,也要进行病史询问、体格检查,可能的话还要超声检查。男方调查可以了解生育状态和危险因素,如果得以治疗,可以提高自然受孕和 ART 的成功率。更进一步的是,男科检查可以发现以往不知道的危及健康的潜在问题。

根据可能存在的女方因素不孕,男方诊断性调查评估必须进行。

参考文献

1. Jarow J, Sigman M et al (2010) The optimal evaluation of the infertile male: AUA best practice statement. American Urological Association; Education and Research, Inc, Maryland

2. World Health Organisation (2000) WHO manual for the standardised investigation and diagnosis of the infertile couple. Cambridge University Press, Cambridge

3. Thonneau P, Marchand S, Tallec A et al (1991) Incidence and main causes of infertility in a resident population (1,850,000) of three French regions (1988 - 1989). Hum Reprod 6: 811 - 816

4. Jungwirth A, Diemer T, Dohle GR et al (2013) Guidelines on male infertility. European Association of Urology. http://www.uroweb.org/gls/pdf/16_Male_Infertility_LRV2.pdf

5. Ramlau-Hansen CH (2007) Is smoking a risk factor for decreased semen quality? a cross-sectional analysis. Hum Reprod 22: 188 - 196

6. Richthoff J, Elzanaty S, Rylander L et al (2008) Association between tobacco exposure and reproductive parameters in adolescent males. Int J Androl 31: 31 - 39

7. Pasqualotto FF (2006) Cigarette smoking is related to a decrease in semen volume in a population of fertile men. Br J Urol 97: 324 – 326

8. La Vignera S, Condorelli RA, Balercia G et al (2013) Does alcohol have any effect on male reproductive function? A review of literature. Asian J Androl 15(2): 221 – 225

9. Toshima H, Suzuki Y, Imai K et al (2012) Endocrine disrupting chemicals in urine of Japanese male partners of subfertile couples: a pilot study on exposure and semen quality. Int J Hyg Environ Health 215: 502 – 506

10. Badawy ZS, Chohan KR, Whyte DA et al (2009) Cannabinoids inhibit the respiration of human sperm. Fertil Steril 91(6): 2471 – 2476

11. Nguyen RH, Wilcox AJ, Skjaerven R, Baird DD (2007) Men's body mass index and infertility. Hum Reprod 22: 2488 – 2493

12. Pauli EM, Legro RS, Demers LM et al (2008) Diminished paternity and gonadal function with increasing obesity in men. Fertil Steril 90: 346 – 351

13. Sharma R, Biedenharn KR, Fedor JM, Agarwal A (2013) Lifestyle factors and reproductive health: taking control of your fertility. Reprod Biol Endocrinol 16:11: 66 http: //www.rbej.com/content/11/1/66

14. Dubin L, Amelar RD (1970) Varicocele size and results of varicocelectomy in selected subfertile men with varicocele. Fertil Steril 21: 606 – 609

15. World Health Organization (2010) WHO laboratory manual for the examination and processing of human semen, 5th edn. World Health Organization, Geneva

16. Cooper TG, Noonan E, von Eckardstein S et al (2010) World Health Organization reference values for human semen characteristics. Hum Reprod Update 16: 231 – 245

17. Foresta C, Ferlin C, Gianaroli L, Dallapiccola B (2002) Guidelines for the appropriate use of genetic tests in infertile couples. Eur J Hum Genet 10: 303 – 312

18. Franco B, Guioli S, Pragliola A et al (1991) A gene deleted in Kallmann's syndrome shares homology with neural cell adhesion and axonal path-finding molecules. Nature 353: 529 – 536

19. Sawyer DE, Mercer BG et al (2003) Quantitative analysis of gene-specific DNA damage in human spermatozoa. Mutat Res 529: 21 – 34

20. Chohan KR, Griffin TJ, Lafromboise M et al (2006) Comparison of chromatin assays for DNA fragmentation evaluation in human sperm. J Androl 27: 53 – 59

21. Salonia A, Matloob R, Gallina A et al (2009) Are infertile men less healthy than fertile men? Results of a prospective case-control survey. Eur Urol 56: 1025 – 1032

22. Jensen TK, Jacobsen R, Christensen K et al (2009) Good semen quality and life expectancy: a cohort study of 43,277 men. Am J Epidemiol 170: 559 – 565

23. Raman JD, Nobert CF, Goldstein M (2005) Increased incidence of testicular cancer in men presenting with infertility and abnormal semen analysis. J Urol 174: 1819 – 1822

24. Agarwal A, Allamaneni SS (2005) Disruption of spermatogenesis by the cancer disease process. J Natl Cancer Inst Monogr 34: 9 – 12

25. Magnusdottir EV, Thorsteinsson T, Thorsteinsson S et al (2005) Persistent organochlorines, sedentary occupation, obesity and human male subfertility. Hum Reprod 20: 208 – 215

26. Kort HI, Massey JB, Elsner CW et al (2006) Impact of body mass index values on sperm quantity and quality. J Androl 27: 450 – 452

27. Baker JA, Buck GM, Vena JE, Moysich KB (2005) Fertility patterns prior to testicular cancer diagnosis. Cancer Causes Control 16: 295 – 299

28. Doria-Rose VP, Biggs ML, Weiss NS (2005) Subfertility and the risk of testicular germ cell tumors (United States). Cancer Causes Control 16: 65 – 66

29. Eifl er JB Jr, King P, Schlegel PN (2008) Incidental testicular lesions found during infertility evaluation are usually benign and may be managed conservatively. J Urol 180: 261 – 264

30. Walsh TJ, Croughan MS, Schembri M et al (2008) Infertile men may have increased risk for non-germ cell cancers: data from 51,318 infertile couples. J Urol 179(Suppl 4): 654

31. Pescatori ES, Bartolotti T, Turchi P, Livi C (2013) The andrological referral letter to an assisted reproduction center. Presentation at the course "Infertility: what the Andrologist needs to know" IInd Edition. Zola Predosa (Bologna)

男性不育的一般治疗方法 5

Giorgio Cavallini
平 萍 译,马 逸 陈向锋 审校

5.1 概况

　　大多数病例中,不育中的男方因素与生精功能受损有关。生精过程是一个复杂过程,不成熟的干细胞发育成成熟的配子,独立于不育的病因学,还存在有害因素,从各方面加重不育。新生儿出生是夫妻双方性交继而女方妊娠的结果,因此在男科医师出具治疗方案前了解男方状况十分重要。基于这个原因,无论导致男性不育的病因如何,都存在男性不育的一般治疗。这种一般治疗方案包括所有不育男性都适用的治疗方法的评估。

5.2 精子分析

　　男性生育力(定义为除去女方因素,可使女性妊娠的能力)与精子数量相关。但是这种关系被夸大了,特别是精子质量稳定于 3 000 万精子/ml,50%为运动精子,14%形态正常(严格标准)[1-3]。因此为了提高双方生育力,精子质量越差,治疗越重要。

5.3 女方年龄

　　最初,全球范围内资料一致显示不同种族均存在新生儿唐氏综合征与生育年龄相关的风险关系[4]：20～24 岁人群 1 490 人中约有 1 人,35 岁人群 200人中有 1 人,40 岁人群 60 人中有 1 人,49 岁人群 11 人中有 1 人。很快发现观察到的三倍体出生儿仅是冰山一角。高龄女性染色体正常和异常的自发性流产的发生年龄与唐氏综合征相似,而且自发性流产胎儿染色体大部分为三倍体[5]。

　　女性生育时间表非常复杂。女性出生时一生所有的卵子都有了,准确估计为 400～500 个[6]。随着卵子数量下降,女性月经周期缩短,不孕的概率增加,在闭经前 6～7 年月经不规律。年龄的增长降低了女性怀孕的机会。在 30

岁以下时,女性妊娠机会高达 71%;超过 36 岁,仅有 41%[7]。妊娠和维持妊娠的机会都受到影响。Matorras 等报道 35～39 岁女性生育新生儿数量呈指数下降($n=89\ 287$)[8]。其他影响妊娠和维持妊娠的因素包括整倍体和雄激素受体[9]。

这些资料提示治疗男性不育时应考虑女方年龄,女方小于 35 岁,可以对不甚严重的精子质量低下进行治疗,除非其拒绝辅助生殖;女方大于 40 岁,对精子质量低下进行治疗没有意义。

5.4　饮食

精子的形态和活力与膳食中摄入的维生素 C、类胡萝卜素和番茄红素有关[10,11]。除了水果蔬菜,摄入富含碳水化合物、纤维、叶酸、番茄红素有助于提高精子质量[12]。减少蛋白质和脂肪的摄入有助于生育力的提高[13]。换言之,地中海饮食可提高男性(女性)生育力[14]。

5.5　吸烟习惯

与不吸烟人群相比,男性在备孕期前或期间吸烟会降低生育力(1.6 倍)[15]。吸烟男性总体精子数量、密度和活力、正常形态率、精液量会下降[16,17]。吸烟会降低精子线粒体活性,导致生育能力下降[18]。吸烟也会影响精子 DNA 完整性,一些报道显示吸烟者 DNA 损伤增加[19]。

5.6　咖啡因

咖啡因摄入似乎不影响生精功能[20]。

5.7　酒精

男性饮酒与睾酮萎缩、性激素减少和精子数量下降等许多不良作用有关[17,21,22]。酒精与氧化应激和不育之间可能存在一定联系[23]。

5.8　压力

压力定义为由于对生活状态不适应而产生的一种心理/情绪的紧张。

无论是生理性、社会性还是心理性压力,在任何社会都比较突出。不育本身也会带给人压力,这种压力来自社会,检查、诊断、治疗、失败、愿望未能实现以及与之相关的财务支出[17]。

在不育之前,生活中经历过两次压力事件的男性更易于在精子密度、活力和形态方面低于 WHO 的标准[24]。压力对精子密度、总体精子计数、前向运动精子、形态学和 DNA 碎片方面有重大影响[24,25]。压力和沮丧会降低睾酮和黄体生成素水平[24,26]。应付各种不同生活方式也会影响生育力。积极对抗压力,处于敏感和应对状态可能对生育有负面影响。这些资料提示不应强调在排卵日计划性生活[27-29]。

5.9　运动

每周运动 3 次,每次 1 h,精液参数优于运动更频繁、更剧烈者[30,31]。

5.10　违禁药品

考虑到伦理,有关违禁药品对生育力影响的研究很少,而且由于研究人群的特点,如社会经济状态低下或孕期照顾不当,报道少且有偏见[32]。使用违禁药品对生育力似有负面影响。

5.10.1　大麻

大麻通过中枢和周围神经作用使生殖功能异常。大麻含有四氢大麻醇,与输精管上的受体结合,抑制其活动。对于男性,四氢大麻醇降低睾丸间质细胞释放雄激素,调节支持细胞凋亡,降低生精功能和精子活力,降低精子受精功能和顶体反应[33]。

5.10.2　可卡因

可卡因是周围和中枢神经系统兴奋剂,产生血管收缩和麻醉作用。它可防止神经递质的再摄入[34],可能影响行为和心情。长期服用可卡因者称它会降低性刺激,男性维持勃起和射精会更加困难[35]。可卡因对生精功能有不利影响,原因归结于血清泌乳素升高和总睾酮、游离睾酮降低[36,37]。

5.10.3　阿片

阿片类是另外一大类违禁药品。阿片类如美沙酮和海洛因是抑制剂,通过影响神经递质会产生镇静、减轻疼痛的作用。摄入海洛因的男性,性功能异常,即使停止服用也不能恢复[38]。使用美沙酮和海洛因后,精子参数特别是精子活力下降显著[37,39]。

5.11　射频电磁波(手机)

一些研究显示手机产生的射频电磁波对精子数量有负面影响。手机使用与前向运动精子数量减少、精子活力下降、氧化应激反应增加、畸形精子增加、精子计数减少相联系[40-42]。一项研究对 52 名男性进行评估，与其他部位放置手机和不带手机的人相比，在腰线和臀部佩戴手机的男性精子活力下降[42]。

5.12　男性生殖与寿命

压力、酒精、违禁药品、吸烟习惯、地中海饮食、运动与寿命和精子数量相关。这一章节阐述了为什么精子质量可用作男性健康与长寿的指示[43]。

5.13　剩余的生育力

剩余的生育力是指一对夫妇经过一段时间的备孕后，能够妊娠的可能性。这段时间越长，剩余的生育力越低（即自然妊娠的可能性），即使运用正确的治疗方法和精子计数提升以后[44]。

参考文献

1. Bonde JP，Ernst E，Jensen TK，Hjollund NH，Kolstad H，Henriksen TB，Scheike T，Giwercman A，Olsen J，Skakkebaek NE (1998) Relation between semen quality and fertility：a population-based study of 430 first-pregnancy planners. Lancet 352：1172 - 1177
2. Guzick DS，Overstreet JW，Factor-Litvak P，Brazil CK，Nakajima ST，Coutifaris C，Carson SA，Cisneros P，Steinkampf MP，Hill JA，Xu D，Vogel DL，National Cooperative Reproductive Medicine Network (2001) Sperm morphology, motility, and concentration in fertile and infertile men. N Engl J Med 345：1388 - 1393
3. Cooper TG，Noonan E，von Eckardstein S，Auger J，Baker HW，Behre HM，Haugen TB，Kruger T，Wang C，Mbizvo MT，Vogelsong KM (2010) World Health Organization reference values for human semen characteristics. Hum Reprod Update 16：231 - 245
4. Carothers AD，Castilla EE，Dutra MG，Hook EB (2001) Search for ethnic, geographic, and other factors in the epidemiology of Down syndrome in South America：analysis of data from the ECLAMC project, 1967 - 1997. Am J Med Genet 103：149 - 156
5. Hassold TJ，Jacobs PA (1984) Trisomy in man. Annu Rev Genet 18：69 - 97
6. Kimberly L，Case A，Cheung AP，Sierra S，AlAsiri S，Carranza-Mamane B，Case A，Dwyer C，Graham J，Havelock J (2012) Advanced reproductive age and fertility. Int J Gynaecol Obstet 117：95 - 102
7. Mutsaerts MA，Groen H，Huiting HG，Kuchenbecker WK，Sauer PJ，Land JA，Stolk RP，Hoek A (2012) The influence of maternal and paternal factors on time to pregnancy-a Dutch population-based birth-cohort study：the GECKO Drenthe study. Hum Reprod 27：583 - 593
8. Matorras R，Matorras F，Exposito A，Martinez L，Crisol L (2011) Decline in human fertility rates with male age：a consequence of a decrease in male fecundity with aging? Gynecol Obstet Invest 71：229 - 235
9. Ford JH (2013) Reduced quality and accelerated follicle loss with female reproductive aging — does decline in theca dehydroepiandrosterone (DHEA) underlie the problem? J Biomed Sci 13：93
10. Zareba P，Colaci DS，Afeiche M，Gaskins AJ，Jørgensen N，Mendiola J，Swan SH，Chavarro JE (2013) Semen quality in relation to antioxidant intake in a healthy male population. Fertil Steril 100：1572 - 1579

11. Mínguez-Alarcón L, Mendiola J, López-Espín JJ, Sarabia-Cos L, Vivero-Salmerón G, Vioque J, Navarrete-Muñoz EM, Torres-Cantero AM (2012) Dietary intake of antioxidant nutrients is associated with semen quality in young university students. Hum Reprod 27: 2807 - 2814

12. Mendiola J, Torres-Cantero AM, Vioque J, Moreno-Grau JM, Ten J, Roca M, Moreno-Grau S, Bernabeu R (2010) A low intake of antioxidant nutrients is associated with poor semen quality in patients attending fertility clinics. Fertil Steril 93: 1128 - 1133

13. Wong WY, Zielhuis GA, Thomas CM, Merkus HM, Steegers-Theunissen RP (2013) New evidence of the influence of exogenous and endogenous factors on sperm count in man. Eur J Obstet Gynecol Reprod Biol 110: 49 - 54

14. Vujkovic M, de Vries JH, Lindemans J, Macklon NS, van der Spek PJ, Steegers EA, Steegers-Theunissen RP (2010) The preconception Mediterranean dietary pattern in couples undergoing in vitro fertilization/intracytoplasmic sperm injection treatment increases the chance of pregnancy. Fertil Steril 94: 2096 - 2101

15. Augood C, Duckitt K, Templeton AA (1998) Smoking and female infertility: a systematic review and meta-analysis. Hum Reprod 13: 1532 - 1539

16. Mitra A, Chakraborty B, Mukhopadhay D, Pal M, Mukherjee S, Banerjee S, Chaudhuri K (2012) Effect of smoking on semen quality, FSH, testosterone level, and CAG repeat length in androgen receptor gene of infertile men in an Indian city. Syst Biol Reprod Med 58: 255 - 262

17. Li Y, Lin H, Li Y, Cao J (2011) Association between socio-psycho-behavioral factors and male semen quality: systematic review and meta-analyses. Fertil Steril 95: 116 - 123

18. Calogero A, Polosa R, Perdichizzi A, Guarino F, La Vignera S, Scarfia A, Fratantonio E, Condorelli R, Bonanno O, Barone N (2009) Cigarette smoke extract immobilizes human sper-matozoa and induces sperm apoptosis. Reprod Biomed Online 19: 564 - 571

19. Viloria T, Garrido N, Fernandez JL, Remohi J, Pellicer A, Meseguer M (2007) Sperm selection by swim-up in terms of deoxyribonucleic acid fragmentation as measured by the sperm chro-matin dispersion test is altered in heavy smokers. Fertil Steril 88: 523 - 525

20. Curtis KM, Savitz DA, Arbuckle TE (1997) Effects of cigarette smoking, caffeine consump-tion, and alcohol intake on fecundability. Am J Epidemiol 146: 32 - 41

21. Muthusami KR, Chinnaswamy P (2005) Effect of chronic alcoholism on male fertility hor-mones and semen quality. Fertil Steril 84: 919 - 924

22. Donnelly GP, McClure N, Kennedy MS, Lewis SE (1999) Direct effect of alcohol on the motility and morphology of human spermatozoa. Andrologia 31: 43 - 47

23. Cederbaum AI, Lu Y, Wu D (2009) Role of oxidative stress in alcohol-induced liver injury. Arch Toxicol 83: 519 - 548

24. Gollenberg AL, Liu F, Brazil C, Drobnis EZ, Guzick D, Overstreet JW, Redmon JB, Sparks A, Wang C, Swan SH (2010) Semen quality in fertile men in relation to psychosocial stress. Fertil Steril 93: 1104 - 1111

25. Vellani E, Colasante A, Mamazza L, Minasi MG, Greco E, Bevilacqua A (2013) Association of state and trait anxiety to semen quality of in vitro fertilization patients: a controlled study. Fertil Steril 99: 1565 - 1572

26. Schweiger U, Deuschle M, Weber B, Körner A, Lammers C, Schmider J, Gotthardt U, Heuser I (1999) Testosterone, gonadotropin, and cortisol secretion in male patients with major depression. Psychosom Med 61: 292 - 296

27. Pook M, Tuschen-Caffier B, Kubek J, Schill W, Krause W (2005) Personality, coping and sperm count. Andrologia 37: 29 - 35

28. Volgsten H, Skoog Svanberg A, Ekselius L, Lundkvist O, Sundstrom Poromaa I (2008) Prevalence of psychiatric disorders in infertile women and men undergoing in vitro fertilization

treatment. Hum Reprod 23: 2056 - 2063

29. Zorn B, Auger J, Velikonja V, Kolbezen M, Meden-Vrtovec H (2008) Psychological factors in male partners of infertile couples: relationship with semen quality and early miscarriage. Int J Androl 31: 557 - 564

30. Vaamonde D, Da Silva-Grigoletto ME, Garcia-Manso JM, Vaamonde-Lemos R, Swanson RJ, Oehninger SC (2009) Response of semen parameters to three training modalities. Fertil Steril 92: 1941 - 1946

31. Wise LA, Cramer DW, Hornstein MD, Ashby RK, Missmer SA (2011) Physical activity and semen quality among men attending an infertility clinic. Fertil Steril 95: 1025 - 1030

32. Anderson K, Niesenblat V, Norman R (2010) Lifestyle factors in people seeking infertility treatment — a review. Aust N Z J Obstet Gynaecol 50: 8 - 20

33. Battista N, Pasquariello N, Di Tommaso M, Maccarrone M (2008) Interplay between endocannabinoids, steroids and cytokines in the control of human reproduction. J Neuroendocrinol 20: 82 - 89

34. Gold MS, Miller NS (1997) Cocaine and crack: neurobiology. In: Gold MS (ed) Substance abuse: a comprehensive textbook, 3rd edn. Williams & Wilkins, Baltimore, pp 195 - 218

35. Gold MS (1997) Cocaine and crack: clinical aspects. In: Gold MS (ed) Substance abuse: a comprehensive textbook, 3rd edn. Baltimore, Williams & Wilkins, pp 218 - 263

36. George VK, Li H, Teloken C, Grignon DJ, Lawrence WD, Dhabuwala CB (1996) Effects of long-term cocaine exposure on spermatogenesis and fertility in peripubertal male rats. J Urol 155: 327 - 331

37. Ragni G, de Lauretis L, Bestetti O, Sghedoni D, Aro VGA (1988) Gonadal function in male heroin and methadone addicts. Int J Androl 11: 93 - 100

38. Wang C, Chan V, Yeung RT (1978) The effect of heroin addiction on pituitary-testicular function. Clin Endocrinol (Oxf) 9: 455 - 461

39. Ragni G, De Lauretis L, Gambaro V, Di Pietro R, Bestetti O, Recalcati F, Papetti C (1985) Semen evaluation in heroin and methadone addicts. Acta Eur Fertil 16: 245 - 249

40. Agarwal A, Deepinder F, Sharma RK, Ranga G, Li J (2008) Effect of cell phone usage onsemen analysis in men attending infertility clinic: an observational study. Fertil Steril 89: 124 - 128

41. Agarwal A, Desai NR, Makker K, Varghese A, Mouradi R, Sabanegh E, Sharma R (2009) Effects of radiofrequency electromagnetic waves (RF - EMW) from cellular phones on human ejaculated semen: an in vitro pilot study. Fertil Steril 92: 1318 - 1325

42. Kilgallon SJ, Simmons LW (2005) Image content influences men's semen quality. Biol Lett 1: 253 - 255

43. Omu AE (2013) Sperm parameters: paradigmatic index of good health and longevity. Med Princ Pract 22: 30 - 42

44. Al-Ghazo MA, Ghalayini IF, al-Azab RS, Bani-Hani I, Daradkeh MS (2011) Does the duration of infertility affect semen parameters and pregnancy rate after varicocelectomy? A retrospective study. Int Braz J Urol 37: 745 - 750

无精子症

6

Giorgio Franco，Leonardo Misuraca，and Gabriele Tuderti

陈向锋　译，刘凯峰　审校

6.1　定义

无精子症指的是射出的精液里完全没有精子(离心后也没有找到)。如果精液标本离心后可以看到极少量的精子，就不能错误地诊断为无精子症，而应该定义为隐匿精子症。当精子密度小于 500 万/ml 时，则定义为重度少精子症。另外，无精子症必须与无精(液)症相区别，后者指的是性高潮后没有精液射出，主要源于膀胱颈口、尿道以及射精管病变(逆行射精、尿道狭窄、神经性病变等)[1]。

6.2　流行病学及分类

1 年未避孕的夫妇中，不孕不育的发生率大约为 15%，其中男方单一因素占 20%～30%，男女双方因素占 20%～30%[2]。总体而言，不孕不育的男方因素占 50%左右。无精子症的患病率占到总体男性人群的 1%左右，而在男子不育人群中则占到 10%～15%[3]。

通常情况下，无精子症分为两大类：梗阻性无精子症(obstructive azoospermia，OA)，主要源于精道阻塞；非梗阻性无精子症(non-obstructive azoospermia，NOA)，主要源于生精功能障碍。在 NOA 患者中，少部分源于睾丸前因素，主要指调节精子生成的内分泌系统异常；大部分源于睾丸因素，主要指内在的生精功能受损。不同的地域，OA 和NOA 所占的比例差异很大，在输精管结扎盛行的国家，OA 所占比例较高，可以达到整体无精子症患者的 40%[4]，而在诸如意大利等输精管结扎极为少见的国家，OA 仅占 25%～30%(Franco G. 2008，数据未发表)。总体而言，大多数无精子症为 NOA，占 60%～75%。OA 和 NOA 的预后非常不同，前者较好。

6.3 病因学

6.3.1 梗阻性无精子症

通常情况下,OA 是按照梗阻部位进行分类的,详见表 6.1。

表 6.1 梗阻性无精子症:梗阻部位

睾丸内梗阻(单纯的睾丸内梗阻极为少见)
附睾梗阻(炎症后梗阻、输精管结扎术后梗阻、先天性因素、扬氏综合征)
输精管梗阻(先天性因素:部分或完全不发育;医源性因素:输精管结扎术、疝修补术)
射精管梗阻(射精管囊肿、炎症后狭窄)

6.3.1.1 睾丸内梗阻

单纯的睾丸内梗阻极为少见,主要表现为生精功能正常而附睾管内无精子,通常源于先天发育不良(睾丸附睾离断、睾丸网和输出小管发育不良)。多数情况下,睾丸内梗阻与附睾梗阻并存,主要源于获得性炎症反应。

6.3.1.2 附睾梗阻

附睾梗阻最为常见,在 FSH 正常的无精子症中可以占到30%~67%,其中最为常见的先天性因素是先天性双侧输精管缺如(CBAVD),多与囊性纤维基因突变有关(高达82%),表现为附睾体尾部缺如、精囊不发育或萎缩。其他的先天性异常还包括扬氏综合征,多伴有慢性肺部感染、生精功能正常、附睾头部饱满且富含精子及不定型组织、附睾体部精子缺乏。后天性因素主要包括性传播疾病后导致的附睾梗阻(淋病、衣原体感染)以及输精管结扎术后导致的淤积性附睾梗阻。

6.3.1.3 输精管梗阻

最为常见的先天性因素是输精管缺如,多伴有囊性纤维基因的突变。在意大利,1/3 的梗阻性无精子症患者源于输精管缺如。此类病变通常累及双侧,体检时阴囊内无法触及输精管;也可以表现为部分或单侧输精管不发育,体检时阴囊内可以触及单侧或部分输精管。单侧部分或完全性输精管不发育多伴有同侧射精管发育不良(80%)和对侧肾脏发育不全。

在输精管结扎术盛行的国家,继发性输精管梗阻多源于此种用于避孕的手术。在美国,每年有50万例左右的输精管结扎术,其中2%~6%的患者在术后要求复通(每年1万~3万人)。在意大利,输精管结扎术很少见。腹股沟疝修补术也可以导致输精管梗阻,主要源于术中的直接损伤或手术操作影响了输精管的血供。另外,疝修补术使用的聚丙烯补片导致的纤维组织增生也可以引起后续的输精管梗阻。

6.3.1.4 射精管梗阻

射精管梗阻占梗阻性无精子症的 10% 左右,可以源于先天性因素(射精管囊肿、射精管萎缩)或获得性因素(炎症后梗阻或功能障碍)。

前列腺小囊、米勒囊肿、Wolffian 囊肿均位于双侧射精管之间,可以与精道相通,也可以隔离存在,压迫射精管后可以导致其梗阻。炎症性因素导致的射精管梗阻较为少见,主要继发于急性、亚急性、慢性前列腺精囊炎。射精管完全性梗阻可以导致射精量减少(<1.5 ml)、精液中果糖减少或缺失、精液 pH 呈酸性以及精囊扩张。

6.3.2 非梗阻性无精子症

通常情况下,NOA 是按照病因进行分类的,详见表 6.2。NOA 常见的病因源于性腺水平(睾丸因素),少部分病因源于低促性腺激素性性腺功能低下(睾丸前因素)。

表 6.2 非梗阻性无精子症: 病因分类

1. 特发性因素
2. 遗传性因素
3. 隐睾
4. 睾丸扭转
5. 睾丸炎(病毒性或细菌性)
6. 精索静脉曲张
7. 化疗或放疗、药物、毒素
8. 低促性腺激素性性腺功能低下

6.3.2.1 特发性因素

大约有 50% 的 NOA 患者无法找到明确的病因,临床上称之为特发性无精子症或不明原因性无精子症。此种情况下,多存在尚待阐明的遗传因素、先天突变或者不明性腺毒性物质的影响。

6.3.2.2 遗传性因素

10%~15% 的无精子症患者存在染色体异常。克兰费尔特综合征,也就是 47XXY,其发病率为 1/600,表现为小睾丸、乳房发育、无精子症以及促性腺激素升高,获取生物学子代的唯一方法是睾丸取精联合试管婴儿,年轻患者的成功率相对会高一些。

随着分子生物学技术(如 PCR)的发展,人们得以检测 Y 染色体的微缺失,占到无精子症的 5%~10%,表现为控制生精过程的 AZF 区段性缺失(a、b、c 区)。a 区和 b 区联合缺失时,睾丸取精的获精率非常低,预后很差[5,6]。

6.3.2.3　隐睾

隐睾表现为单侧或双侧睾丸没有下降至阴囊,多伴有睾丸及其引带发育不良,其中 8% 为腹腔型隐睾,70% 为腹股沟管内隐睾,20% 则位于阴囊上方。隐睾的位置越高,其睾丸功能越差。在腹股沟管内或阴囊上方的隐睾患者中,20%~40% 失去生精功能,而在腹腔型隐睾患者中,此发生率则高达 90%。双侧隐睾患者出现不育的概率为 50%~90%,而单侧则为 20%~70%。隐睾导致不育的机制主要为睾丸萎缩综合征引发的生精功能障碍以及睾丸周围环境温度升高导致的直接损害,尤其对于没有及时手术的婴幼儿(1~2 岁),其不育发生率更高。另外,附睾发育异常也是一种常见的原因,表现为睾丸附睾脱离,形成梗阻性无精子症或混合性无精子症。

6.3.2.4　睾丸扭转

双侧睾丸扭转或伴有对侧睾丸缺失/萎缩的单侧睾丸扭转会导致无精子症。

6.3.2.5　睾丸炎

30% 左右的睾丸炎源于腮腺炎病毒感染,常见于青春期后,其中 10%~30% 是双侧发病。此类病毒感染后,导致睾丸萎缩或变小,从而导致无精子症。随着腮腺炎疫苗的出现,此类睾丸炎发生率下降。其他类型的细菌或病毒感染,通过对睾丸生精功能的直接损伤,导致非梗阻性无精子症;但多数情况下,这些感染主要累及附睾而导致梗阻性无精子症。

6.3.2.6　精索静脉曲张

精索静脉曲张与无精子症之间的关系存在争议,多数学者认为两者可以并存,没有直接联系,也有学者认为两者之间存在直接的影响。因此,有学者认为治疗精索静脉曲张可以促使无精子症患者射出的精液里重新出现精子,尤其对于组织学类型表现为生精阻滞或生精低下的患者[7]。

6.3.2.7　药物、毒素、射线

化疗对生精过程具有负性作用,主要累及细线前期的精原细胞和精母细胞。药物类型、剂量、药物治疗时患者的年龄是药物影响生精功能的主要风险因素。烷化剂和丙卡巴肼对睾丸功能的影响最大。接受化疗后,很多患者出

现无精子症和 FSH 升高,但大多数会在停药数月或数年后恢复正常的生精功能,仅有一部分成为永久性无精子症。放疗对生精过程也有负性作用,精原细胞和精母细胞对放疗非常敏感。另外,某些毒性物质也可以严重影响生精功能而导致无精子症。

6.3.2.8 低促性腺激素性性腺功能低下

低促性腺激素性性腺功能低下导致的无精子症比较少见,发生率低于 1%,但这是唯一可以治愈的一种无精子症,其发生机制主要源于下丘脑及垂体病变,导致促性腺激素分泌减少,进而影响生精过程,引发无精子症。卡尔曼综合征表现为低促性腺激素性性腺功能低下且伴有嗅觉障碍,其主要病变是下丘脑分泌 GnRH 不足,导致促性腺激素分泌减少,引起继发性睾丸功能衰竭。此类患者青春期延迟,睾丸偏小(长径多小于 2 cm)。其他影响下丘脑功能的疾病主要包括缺血、肿瘤、感染等,多导致性腺功能低下。Prader-Willi 综合征主要表现为性腺功能低下、肥胖、肌张力减退、智力迟缓、手足发育不良以及身材矮小,其发病机制主要源于 GnRH 分泌不足导致的 FSH 及 LH 降低。治疗上,可以补充促性腺激素,或联合给予 GnRH。

6.4 诊断

详细而准确的男科学检查有助于无精子症的精准诊断,主要包括:个人史、体格检查、精液检测、生殖内分泌检测、影像学检测等。

具体而言,个人史需要涵盖隐睾、睾丸炎(多源于流行性腮腺炎)、放化疗病史,尤其需要关注以下内容。

- 家族疾病史(包括生育史)。
- 个人生育史及射精状况。
- 个人疾病史:
  - 先天性异常(例如隐睾);
  - 感染性疾病;
  - 创伤史;
  - 腹股沟-阴囊及盆腔手术史;
  - 系统性疾病;
  - 内分泌性疾病;
  - 慢性阻塞性支气管肺病;
  - 药物、化疗及放疗;
  - 环境污染、职业因素(高温、射线及毒素)。

体格检查时睾丸偏小（<10 ml）、发育迟缓提示 NOA，而睾丸大小正常、输精管无法触及则提示 OA，同时体格检查有助于发现精索静脉曲张。

精液检测通过体积、pH、果糖等参数有助于区分 OA 和 NOA。血清学检测则可以通过 FSH、抑制素 B 等参数对 OA 和 NOA 进行进一步鉴别，当 FSH 升高伴有抑制素 B 降低时，提示 NOA。阴囊超声检测主要涵盖睾丸（体积、回声）和附睾（网状改变提示梗阻性病变），同时也有助于睾丸肿瘤的筛查，因为无精子症等不育患者的睾丸肿瘤发生率较高。对于精索静脉曲张的诊断则需要阴囊超声多普勒或彩超予以明确。经直肠超声主要用以明确是否存在射精管梗阻、输精管或精囊缺如等病变。当考虑 NOA 时，染色体核型分析及 Y 染色体微缺失检测等遗传学筛查将很有意义，同时这两项检查也是 ART 的必检项目。值得一提的是，囊性纤维化基因筛查不仅针对先天性梗阻的患者，还需要包括其配偶，目的是确认其子代罹患囊性纤维化的风险。有创性检查包括睾丸细针穿刺术、睾丸活检、输精管造影和精囊造影，后两者多在超声引导下进行细针穿刺而对远端精道进行显影，分为阴囊入路和会阴入路（图 6.1）。

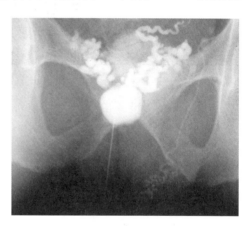

图 6.1 超声引导经直肠细针穿刺精囊造影术（与精道相通的前列腺中线囊肿）

6.5 治疗

6.5.1 梗阻性无精子症

对梗阻性无精子症而言，如果可以精道再通，则可以促进自然受孕。梗阻部位、梗阻性质以及配偶年龄是影响治疗决策的主要因素。

6.5.1.1 近端精道显微再通术

两次精液检测显示无精子症、至少一侧睾丸活检组织学或细胞学显示生精功能正常，这是近端精道显微再通术（包括输精管附睾吻合术和输精管吻合术）的指征。此种手术是附睾或输精管梗阻患者的首选疗法，多数情况下可以使患者恢复生育能力而避免价格高昂且女方创伤较大的 ART 治疗。在近期的研究报道中，Silber 对 4 000 多例接受手术的患者进行了随访，输精管显微吻合术的复通率和配偶受孕率分别为 96% 和 81%，相应的输精管附睾显微吻合术则为 84% 和 67%[8]。近年来,一些简单而有效的吻合术式不断出现,相应的成功率进一步提高(图 6.2 和图 6.3)[9]。当女方年龄大于 37 岁时,则建议采用 ICSI 受孕。

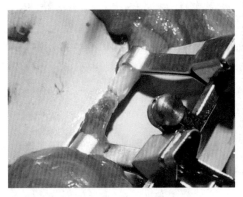
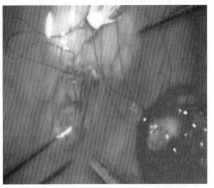

图 6.2　输精管显微吻合术　　　　　　图 6.3　输精管附睾显微吻合术
　　　　（Silber,双层吻合法）　　　　　　　（Monoski,简化的附睾管套叠吻合法）

6.5.1.2　远端精道再通术

射精管内镜下切开术(TURED)主要用于治疗远端精道的梗阻性疾病。近年来,随着微创技术的发展,TURED 的使用逐渐减少,术后排尿时精道内尿液反流也是制约 TURED 的影响因素[10,11]。

针对某些导致射精管梗阻的前列腺囊肿,如果与精道没有交通,可以采用经会阴超声引导穿刺硬化术(TRUCA),此种方法创伤较小[10,11]。

6.5.1.3　取精术(与 ICSI 联合)

对于再通术无法进行的梗阻性无精子症患者,可以考虑取精术联合 ICSI[12,13]。

6.5.2　非梗阻性无精子症

对非梗阻性无精子症而言,除了部分低促性腺激素性性腺功能低下的患者可以通过药物治疗获得成功以外,多数需要借助取精术进行 ART 治疗。

取精术(供 ART 使用)

常见的取精术见表 6.3。对梗阻性无精子症患者而言,任何一种方式的取精术都可以获取足够量的精子用于 ICSI[14-19]。理论上而言,梗阻性无精子症患者的睾丸生精功能正常,即使是经皮取精术(TESA、PESA)也可以获取足量精子[20,21]。经典 MESA 已经很少采用,主要因为其费用高、手术时间长,其简化方式(Mini - MESA)于 1996 年出现[22-24],兼具了经皮穿刺的有效性和显微手术的准确性,值得推广。行 Mini - MESA 时,首先选择阴囊小切口,暴露并固定附睾头,选择扩张且发白的附睾管,直接用 TB 针进行穿刺(图 6.4),获取足量的附睾精子,分管冻存,用于后续的 ICSI。

表 6.3　取精术的缩写

MESA	显微附睾穿刺取精术
PESA	经皮附睾穿刺取精术
TESA	睾丸穿刺取精术
TESE	睾丸取精术
MicroTESE	显微睾丸取精术

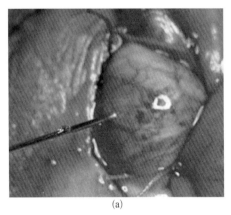 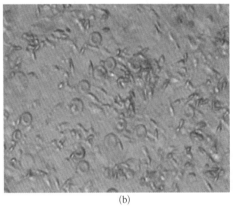

(a)　　　　　　　　　　　　　　　　(b)

图 6.4　Mini - MESA

(a) 附睾头部 TB 针抽吸;(b) 获取的精子

TESA(或睾丸细针抽吸术)是最简单的经皮睾丸穿刺取精术,针对梗阻性无精子症患者,此种方法可以获取足量的精子用于 1 个或多个 ICSI 周期。通常情况下,选取 21G 的蝴蝶针,穿刺睾丸后获得足量穿刺液,移至实验室,镜检寻找精子。PESA 与 TESA 相类似,不同的是穿刺部位在附睾头,相对而言获取的精子量多,主要适用于先天性输精管发育不良的患者。TESE 适用于经皮穿刺失败的患者,可以进行单侧或双侧睾丸单点或多点活检,用以获取足量精子[25]。

大量研究比较了新鲜和冻融精子的 ICSI 数据,发现其受精率、种植率、受孕率没有明显差异[26]。

NOA 获取精子的标准方法是睾丸单点或多点活检术[27,28]。事实上,经皮取精术的成功率比较低[29,30]，而 NOA 患者 TESE 的获精率可以达到50％～60％[25,31,32]。1999 年，Schlegel 等提出了 MicroTESE 的概念[33]，备受关注。很多学者报道，此种方法的获精率更高且并发症少[25,27,28,31,32,34-36]。具体而言，首先将睾丸横行剖开，在手术显微镜下仔细选取扩张的生精小管，尽量避免损伤睾丸的血供(图 6.5)，获取的生精小管被转移至实验室，镜检寻找精子，随之关闭切口。

相对于睾丸多点活检术而言，显微睾丸取精术对血管的损伤小、获精率高、对于睾丸实质的挤压小、术后疼痛少[37]。

然而，近来有报道显示显微睾丸取精术后血清睾酮水平下降、LH 和 FSH 水平升高[38]。

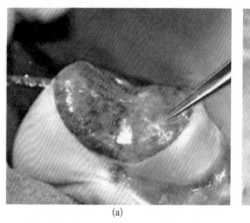 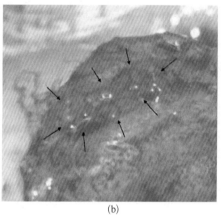

(a)　　　　　　　　　　　(b)

图 6.5　(a) MicroTESE：无创性获取生精小管；(b) 扩张的生精小管(箭头所示)

• "序贯式"显微睾丸取精术：为了尽量减少创伤且取得良好的治疗效果，尤其针对没有进行过 TESE 的患者，有学者提出"序贯式"显微睾丸取精术。局麻(精索封闭或皮肤浸润麻醉)下，阴囊小切口(10 mm)，睾丸中部单点活检(5 mm)，标本送至实验室，镜检寻找精子，同时送组织病理。如果发现精子，关闭切口，手术结束；如果没有找到精子，则扩大阴囊切口，相应的睾丸白膜横行切口也随之扩大，进行显微睾丸取精术。事实上，尽管显微睾丸取精术比睾丸多点活检术创伤小[39]，其对患者的激素水平也有明显影响[33]。因此，"序贯式"显微睾丸取精术可以优化 NOA 患者的取精策略。

目前，关于 NOA 患者取精术存在很多争议，有学者提倡在取卵日进行手术取精，进而使用新鲜的精子进行 ICSI[40]。也有学者报道，取精术后的新鲜精子和冻融精子在胚胎移植率、种植率以及受孕率方面没有差异，因此提倡先进行诊断性睾丸活检术,如果发现精子,则予以冻存,用于后续的 ICSI;如果没有发现精子,则可以避免无效的卵子募集。就获精率而言,睾丸多点活检术优于睾丸穿刺取精术[25,27-29,31,32]。

　　总之,由于无精子症极端复杂,加之临床的处理手段也非常丰富,取精术必须建立在正确的诊断和治疗策略之上,才能获得良好的治疗效果。该领域优秀的专家必须兼具生殖男科良好的外科基础和生殖医学整体观念。

参考文献

1. Colpi GM, Franco G, Greco E, Ortensi A, Palermo R (1998) Linee Guida Società Italiana di Andrologia su: l'azoospermia. Parte Prima: la Diagnosi. Giornale italiano di andrologia 5/1: 2 - 13

2. Thonneau P, Marchand S, Tallec A et al (1991) Incidence and main causes of infertility in a resident population (1,850,000) of three French regions (1988 - 1989). Hum Reprod 6: 811 - 816

3. Jarow JP, Espeland MA, Lipshultz LI (1989) Evaluation of the azoospermic patient. J Urol 142: 62 - 65

4. American Society for Reproductive Medicine (2008) The management of infertility due to obstructive azoospermia. Fertil Steril 90: S121 - S124

5. Reijo R, Lee TY, Salo P et al (1995) Diverse spermatogenic defects in humans caused by overlapping, de novo Y deletions encompassing a novel RNA-binding protein gene. Nat Genet 10: 383 - 393

6. Poongothai J, Gopenath TS, Manonayaki S (2009) Genetics of human male infertility. Singapore Med J 50(4): 336

7. Kim ED, Leibman BB, Grinblat DM, Lipshultz LI (1999) Varicocele repair improves semen parameters in azoospermic men with spermatogenic failure. J Urol 162: 737 - 740

8. Silber SJ, Grotjan HE (2004) Microscopic vasectomy reversal 30 years later: a summary of 4010 cases by the same surgeon. J Androl 25(6): 845 - 859

9. Monoski MA, Schiff J, Li PS, Chan PT, Goldstein M (2007) Innovative single-armed suture technique for microsurgical vasoepididymostomy. Urology 69(4): 800 - 804

10. Franco G, Gandini L, Ciccariello M, Martini M, Fabbri A, Laurenti C (1995) Trans perineal distal seminal tract sperm aspiration: an alternative treatment to transurethral resection of the ejaculatory ducts? J Urol 153(Suppl): 261a

11. Franco G, Leonardo C, Dente D, Iori F, De Cillis A, Cavaliere A, De Nunzio C, Laurenti C (2009) Treatment of ejaculatory duct obstruction: a new algorithm. J Urol 181(4): 735a

12. Foresta C, Ferlin A, Franco G, Gandini L, Garolla A, Krausz C, Lenzi A, Sinisi AA (2005) Percorso andrologico: Terapia delleazoospermie ostruttive. In: Foresta C, Lanzone A, Ferlin A (eds) Consensus: iter terapeutico della coppia infertile. Cleup. Padova, pp 258 - 263

13. Lee R, Li PS, Goldstein M, Tanrikut C, Schattman G, Schlegel PN (2008) A decision analysis of treatments for obstructive azoospermia. Hum Reprod 23(9): 2043 - 2049

14. Palermo G, Joris H, Devroey P, Van Steirteghem AC (1992) Pregnancies after intracytoplasmic injection of single spermatozoon into an oocyte. Lancet 340: 17 - 18

15. Silber SJ, Ord T, Borrero C, Balmaceda J, Asch R (1987) New treatment for infertility due to congenital absence of the vas deferens. Lancet 2: 850 - 851

16. Silber SJ, Nagy ZP, Liu J, Godoy H, Devroey P, Van Steirteghem AC (1994) Conventional

in-vitro fertilization versus intracytoplasmic sperm injection for patients requiring microsurgical sperm aspiration. Hum Reprod 9: 1705 – 1709

17. Belker A (1994) The sperm microaspiration retrieval techniques study group. Results in the United States with sperm microaspiration retrieval techniques and assisted reproductive technologies. J Urol 151: 1255 – 1259

18. American Society for Reproductive Medicine (2008) Sperm retrieval for obstructive azoospermia. Fertil Steril 90: S213 – S218

19. Hovatta O, Moilanen J, Von Smitten K, Reima I (1995) Testicular needle biopsy, open biopsy, epididymal aspiration and intracytoplasmic sperm injection in obstructive azoospermia. Hum Reprod 10: 2595 – 2599

20. Craft I, Tsirigotis M, Bennet V et al (1995) Percutaneous epididymal sperm aspiration and intracytoplasmic sperm injection in the management of infertility due to obstructive azoospermia. Fertil Steril 63(5): 1038 – 1042

21. Belker AM, Louisville KY, Sherins RJ et al (1996) High fertilization and pregnancy rates obtained by nonsurgical percutaneous needle aspiration of testicular sperm. J Urol 155 (Suppl): 364A

22. Franco G, Di Marco M, Martini M, Di Crosta G, Laurenti C (1996) A new minimally invasive approach of MESA. Minim Invasive Ther Allied Technol 5(Suppl 1): 66

23. Franco G, Rocchegiani A, Di Marco M, Martini M, Presta L, Laurenti C (1996) Un nuovo approccio mini-invasivo di MESA. In: Menchini Fabris F, Rossi P (eds) Andrologia '96. Monduzzi, Bologna, pp 357 – 361

24. Nudell DL, Conaghan J, Pedersen RA, Givens GR, Schriock ED, Turek PJ (1998) The Mini-Mesa for sperm retrieval: a study of urological outcomes. Hum Reprod 13: 1260 – 1265

25. Marconi M, Keudel A, Diemer T, Bergmann M, Steger K, Schuppe HC, Weidner W (2012) Combined trifocal and microsurgical testicular sperm extraction is the best technique for testicular sperm retrieval in "low-chance" nonobstructive azoospermia. EurUrol 62 (4): 713 – 719

26. Oates RD, Dubay A, Harris D et al (1995) Efficacy of Intracytoplasmic Sperm Injection (ICSI) using cryopreserved epididymal sperm: preliminary results. J Urol 153(Suppl): 497A

27. Ramasamy R, Padilla WO, Osterberg EC, Srivastava A, Reifsnyder JE, Niederberger C, Schlegel PN (2013) A comparison of models for predicting sperm retrieval before microdissection testicular sperm extraction in men with nonobstructive azoospermia. J Urol 189 (2): 638 – 642

28. Pening D, Delbaere A, Devreker F (2014) Predictive factors of sperm recovery after testicular biopsy among non-obstructive azoospermic patients. Obstet Gynecol 123 (Suppl 1): 189S – 190S

29. Hauser R, Yoghev L, Paz C et al (2006) Comparison of efficacy of two techniques for testicular sperm retrieval in nonobstructive azoospermia: multifocal testicular sperm extraction versus multifocal testicular sperm aspiration. J Androl 27(1): 28 – 33

30. Devroey P, Liu J, Nagy Z et al (1995) Pregnancies after testicular sperm extraction (TESE) and intracytoplasmic sperm injection (ICSI) in nonobstructive azoospermia. Hum Reprod 10: 1457 – 1460

31. Kim ED (2014) Using contemporary microdissection testicular sperm extraction techniques, older men with nonobstructive azoospermia should not be deterred from becoming fathers. Fertil Steril 101(3): 635

32. Deruyver Y, Vanderschueren D, Van der Aa F (2014) Outcome of microdissection TESE compared with conventional TESE in non-obstructive azoospermia: a systematic review. Andrology 2(1): 20 – 24

33. Schlegel PN (1999) Testicular sperm extraction: microdissection improves sperm yield with minimal tissue excision. Hum Reprod 14: 131-135

34. Tsujimura A (2007) Microdissection testicular sperm extraction: prediction, outcome, and complications. Int J Urol 14: 883-889

35. Talas H, Yaman O, Aydos K (2007) Outcome of repeated micro-surgical testicular sperm extraction in patients with non-obstructive azoospermia. Asian J Androl 9(5): 668-673

36. Ravizzini P, Carizza C, Abdelmassih V, Abdelmassih S, Azevedo M, Abdelmassih R (2008) Microdissection testicular sperm extraction and IVF - ICSI outcome in nonobstructive azoospermia. Andrologia 40(4): 219-226

37. Franco G, Zavaglia D, Cavaliere A, Iacobelli M, Leonardo C, De Cillis A, Petrucci F, Greco E (2009) A novel stepwise approach of microtese in nonobstructive azoospermia. J Urol 181 (4): 731A

38. Takada S, Tsujimura A, Ueda T, Matsuoka Y, Takao T, Miyagawa Y, Koga M, Takeyama M, Okamoto Y, Matsumiya K, Fujioka H, Nonomura N, Okuyama A (2008) Androgen decline in patients with nonobstructive azoospermia after microdissection testicular sperm extraction. Urology 72(1): 114-118

39. Ramasamy R, Yagan N, Schlegel PN (2005) Structural and functional changes to the testis after conventional versus microdissection testicular sperm extraction. Urology 65 (6): 1190-1194

40. Verheyen G, Vernaeve V, Van Landuyt L et al (2004) Should diagnostic sperm retrieval followed by cryopreservation for later ICSI be the procedure of choice for all patients with non-obstructive azoospermia? Hum Reprod 19(12): 2822-2830

精索静脉曲张和不育症

Giovanni Beretta
彭　靖　译，刘凯峰　审校

7

7.1　定义和分类

　　精索静脉曲张是阴囊内睾丸静脉（蔓状静脉丛）的异常扩张，一般是继发于精索内静脉的反流。这种常见的异常可导致疼痛和睾丸不适、睾丸生长抑制和不育。

　　Ambroise Pare 在 1550 年将这个解剖性问题定义为一种扩张的静脉肿物，"一个紧凑的充满静脉血的血管团块"[1]。精索静脉曲张的现代定义是蔓状静脉丛或提睾肌静脉系统的病理性扩张，当腹压增加时，这种扩张足以使血液逆流进入这些静脉系统。11.7%的精液质量正常男性和 25.4%的精液质量异常男性体检可以发现精索静脉曲张[2]，在正常男性人群中发生率大约为25%，在不育症男性中高达 40%；98%的患者发生于左侧[3]。

　　在临床实践中一般将精索静脉曲张划分为以下几类。

　　（1）亚临床型：在静息状态或 Valsalva 动作时摸不到也看不到，但通过阴囊超声和彩色多普勒检查可以发现。

　　（2）1 级：仅在 Valsalva 动作时可触及。

　　（3）2 级：在静息时可触及但不能看到。

　　（4）3 级：在静息时不仅能摸到还能看到[4,5]。

7.2　发病机制和病因

　　一般而言，由于解剖的差异，左侧精索静脉曲张要常见得多。左侧精索内静脉注入左肾静脉，比回流入腔静脉的右侧精索内静脉长得多（6～8 cm）。这种走行被认为会增加静脉压，造成这些静脉的扩张和扭曲。

　　尽管绝大多数患精索静脉曲张的男性可以生育，但大量证据表明精索静脉曲张对男性生育有危害，但男性生育力下降与精索静脉曲张之间确切的关系并不清楚。不同的理论已经被提出来解释这种可能存在的关系。

高温

很久以前就观察到即便是温度的轻微波动都会影响生精功能和精子功能。

阴囊是睾丸的温度调节器，精索静脉曲张可以导致阴囊温度升高，因此损害睾丸生精功能。1973年，Zorgnotti和MacLeod将精索静脉曲张患者的阴囊内温度升高和睾丸功能受损联系起来[6]。后来，Lewis和Harrison(1979)也发现精索静脉曲张、阴囊内温度升高和不育之间的关系[7]。高热也会损害精子的产生，这可能是通过粗大的精索静脉来起作用，但很难理解更细小的精索静脉曲张是如何起到类似作用的。

代谢产物：左侧的精索静脉曲张可能是由来自肾和肾上腺静脉的血液反流导致的，这些血液可能含有毒性物质，也许是高浓度的儿茶酚胺。1974年，Comhaire和Vermeulen发现曲张的精索静脉中儿茶酚胺的浓度比对照组高，这提示蔓状静脉丛内的儿茶酚胺可导致慢性睾丸血管收缩和损伤生精功能[8]。关于精索静脉曲张患者中代谢产物作用的资料是有争议的，目前仍没有定论。

缺血：当血管扩张明显，尤其在严重的精索静脉曲张中，蔓状静脉丛含有大量的静脉血，很可能会压迫进入睾丸的动脉，使局部氧分压降低，导致缺氧。需要更多的研究来支持这一理论[9]。

DNA碎片：精索静脉曲张与精子DNA损伤增加有关，这种精子的病理可能是继发于精索静脉曲张介导的氧化应激反应。多项研究显示精索静脉结扎可以逆转这种精子的DNA损伤[10]。

附睾梗阻：当精索静脉粗大时可能会导致附睾输出小管或附睾管本身的部分梗阻，这可以影响附睾中精子的成熟，导致精子活力异常[9]。

7.3 诊断

精索静脉曲张诊断的第一步是病史和立卧位的体格检查。很少男性会有异常感觉、阴囊沉重感或自己触摸到静脉。一般而言，由于静脉减压流入肾静脉，典型的精索静脉曲张会在平卧位时消失，然而继发于癌症侵犯肾静脉导致的静脉曲张由于解剖的阻断在平卧位时不会消失。

精索静脉曲张的存在和尺寸最常通过睾丸的超声检查来诊断(图7.1)。使用多普勒设备可以证实血液的反流(图7.2)。

静脉造影是创伤性大得多的诊断方法，但可以提供精索静脉曲张更加详细的视图，也可以用于确定精索静脉曲张修复的效果。

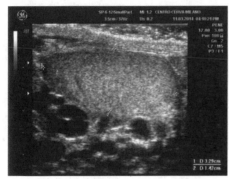 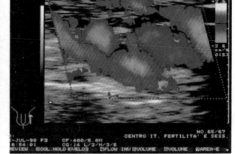

图 7.1 左侧粗大精索静脉曲张的超声　　图 7.2 左侧精索静脉曲张的彩色多普勒超声

在绝大多数病例中,阴囊超声和彩色血流多普勒检查取代了静脉造影,并且已经证明对因肥胖不能准确进行阴囊体格检查的患者尤其适用。

7.4 治疗

精索静脉修复改善生育力的临床益处还未得到完全证实,但以下几种方式可用于治疗精索静脉曲张[11]。

开放手术:包括经腹膜后、腹股沟和阴囊途径的结扎或腹腔镜结扎。

腹膜后高位结扎术式中精索静脉是在骨盆边缘以上位置的结扎。这种方法不可能检查提睾肌静脉系统对静脉曲张的影响。术后鞘膜积液的发生率为5%~10%[12]。如今这种方法已经很少采用。

腹股沟途径需要切开腹股沟管的前壁和暴露精索,分辨输精管和动脉。通常至少有 3~4 支静脉需要结扎,有很高的可能性会遗漏睾丸静脉的分支,有些外科医师使用显微镜来识别精索中的所有静脉。

阴囊途径很可能会产生血肿、睾丸萎缩和动脉损伤,已不再使用[13]。

腹腔镜:在这种术式中整个血管束被结扎,因此可能产生许多不可被接受的并发症,如睾丸动脉和淋巴管损伤、肠管和神经损伤、出血、阴囊气肿和伤口感染[14]。

总的来说,精索静脉曲张手术修复的风险很低,常常是轻微的,包括鞘膜积液、血肿形成、伤口感染、复发以及少见的睾丸萎缩[15,16]。

经皮栓塞:这种方法更加微创,但需要在全麻下进行,栓塞反流的精索内静脉或其他静脉。静脉闭塞可以通过几种不同的方法来完成,如使用固体装置、硬化剂和纤维蛋白栓子。

这些技术的成功与否可以通过静脉造影来检验[17]。

就不育症的治疗而言,没有哪一种方法要优于另外一种。通过比较几种手术方式,Al-Kandari 等并未发现何种技术能更好地改善精子参数[18]。然而,显微镜腹股沟途径似乎可以显著降低复发和可能的并发症(如鞘膜积液),但也需要更长的手术时间和显微外科培训[5]。

药物治疗

内分泌功能的异常提示一些精索静脉曲张伴精子计数少的患者有间质细胞(Leydig cell)功能异常,因此,给予人绒毛膜促性腺激素(hCG)可能会刺激睾酮产生和生精小管的活性[19]。

已经有报道使用 hCG 可增加怀孕者数量[20]。

己酮可可碱和抗氧化剂可改善精索静脉曲张患者的精子质量。Oliva 等在一项开放非对照研究中检查了口服己酮可可碱、锌和叶酸 12 周后 36 例精索静脉曲张相关性不育患者的精液质量。在治疗 4 周后正常形态的精子比例显著提高[21]。

尽管此处提到的研究工作是有意义的,但对精索静脉曲张患者的药物治疗仍存在争议。

7.5 讨论

Evers 等认为有临床证据支持精索静脉曲张和男性不育症之间有联系的观点,但也有明确的证据表明适当的治疗可以提高配偶的怀孕机会[22]。这个荟萃分析(meta-analysis)受到批评,因为它纳入了几个偏异相研究[23]。

3 个随机对照研究发现对亚临床型精索静脉曲张患者进行手术修复是无效的[24-26]。而且,对精索静脉曲张和精液分析正常的患者进行手术治疗没有明确的益处[27,28]。由于这些原因,不建议对有正常精液参数或亚临床型精索静脉曲张患者采用精索静脉修复来治疗不育。

最近一项荟萃分析纳入了 4 个有临床型精索静脉曲张、少精子症和其他无法解释的不育的精索静脉曲张患者进行精索静脉结扎的随机对照研究,该荟萃分析观察到手术治疗是有益的[29]。

最近一项研究发现精子活力的增加与术后怀孕有关,无论是通过何种方式实现怀孕的[30]。

然而,有生育打算的夫妇中男方如有精索静脉曲张,当满足以下所有条件时可以考虑手术治疗。

(1)阴囊体检可触及精索静脉曲张。

(2)夫妇已知有不育。

（3）女性配偶生育能力正常或有潜在可治疗的不育原因。

（4）男方的精液参数异常或精子功能检测结果异常[31]。

（5）通过临床检查证实有进行性睾丸发育障碍的青少年推荐精索静脉治疗[32]。

精索静脉结扎可以使高达 80％的不育症男性的精液质量得到改善，但改善程度却没有那么明确。对于精子计数和总的活动精子计数少的患者，精索静脉结扎可能有益，这可能会降低辅助生殖技术的侵袭[33]。

精索静脉曲张的手术和药物治疗适用于不育、疼痛或其他严重局部症状的患者[34]。

参考文献

1. Hirsch AV，Pryor P (1984) Are there different types of varicocele? In：Glezerman M，Jecht EW (eds) Varicocele and male infertility，vol II. Springer，Berlin，pp 49 - 52
2. The influence of varicocele on parameters of fertility in a large group of men presenting to infertility clinics. World Health Organisation (1992) Fertil Steril 57：1289 - 1293
3. Amelar RD，Dubin L (1975) Infertility in the male. In：Karafin L，Kendall AR (eds) Urology，vol II. Harper & Row，New York，pp 19 - 20
4. World Health Organisation (2000) WHO manual for the standardised investigation and diagnosis of the infertile couple. Cambridge University Press，Cambridge
5. European Association of Urology. Guidelines on male infertility (2012) Eur Urol 62：324 - 332
6. Zorgnotti AW，MacLeod J (1973) Studies in temperature，human semen quality and varicocele. Fertil Steril 24：854 - 863
7. Lewis RW，Harrison RM (1979) Contact scrotal thermography：application to problems of infertility. J Urol 122：40 - 42
8. Comhaire F，Vermeulen A (1974) Varicocele infertility：cortisol and catecholamines. Fertil Steril 25：88 - 95
9. Glezerman M，Rakowszczyk M，Lunderfeld B et al (1976) Varicocele in oligospermic patients：pathophysiology and results after ligation and division of the internal spermatic vein. J Urol 115：562 - 565
10. Zini A，Dohle G (2011) Are varicoceles associated with increased deoxyribonucleic acid fragmentation? Fertil Steril 96：1283 - 1287
11. Nieschlag E，Hertle L，Fischedick A，Abshagen K，Behre HM (1998) Update on treatment of varicocele：counseling as effective as occlusion of the vena spermatica. Hum Reprod 13：2147 - 2150
12. Wallijn E，Desmet R (1978) Hydrocele：a frequently overlooked complication after high ligation of the spermatic vein for varicocele. Int J Androl 1：411 - 415
13. Hargrave TB (1994) Varicocele. In：Hargrave TB (ed) Male infertility. Springer，Berlin
14. Tan SM，Ng FC，Ravintharan T，Lim PH，Ching HC (1995) Lararoscopic varicocelectomy：technique and results. Br J Urol 75(4)：523 - 528
15. Johnson D，Pohl D，Rivera-Correa H (1970) Varicocele：an innocuous condition? South Med J 63：34 - 36
16. Madgar I，Weissenberg R，Lumenfield B，Karasik A，Goldwasser B (1995) Controlled trial of high spermatic vein ligation for varicocele in infertile men. Fertil Steril 63：120 - 124

17. Seyferth W, Jecht E, Zeitler E (1981) Percutaneous sclerotherapy of varicocele. Radiology 139(2): 335 - 340
18. Al-Kandari AM, Shabaan H, Ibrahim HM et al (2007) Comparison of out-comes of different varicocelectomy techniques: open inguinal, laparoscopic and subinguinal microscopic varicocelectomy: a randomized clinical trial. Urology 69: 417 - 420
19. Weiss DB, Rodriguez-Rigau LJ, Smith KD, Steinberger E (1978) Leydig cell function in oligospermic men with varicocele. J Urol 120: 427 - 430
20. Chehval M, Mehan D (1978) Chorionic gonadotrophins in the treatment of subfertile male. Fertil Steril 31: 666 - 668
21. Oliva A, Dotta A, Multigner L (2009) Pentoxifylline and antioxidants improve sperm quality in male patients with varicocele. Fertil Steril 91(4 Suppl): 1536 - 1539
22. Evers JH, Collins J, Clarke J (2004) Surgery or embolisation for varicoceles in subfertile men. Cochrane Database Syst Rev (3): CD000479
23. Ficarra V, Cerruto MA, Liguori G et al (2006) Treatment of varicocele in subfertile men: the Cochrane review—a contrary opinion. Eur Urol 49: 258 - 263
24. Grasso M, Lania M, Castelli M et al (2000) Lowgrade left varicocoele in patients over 30 years old: the effect of spermatic vein ligation on fertility. BJU Int 85: 305 - 307
25. Yamamoto M, Hibi H, Hirata Y et al (1996) Effect of varicocoelectomy on sperm parameters and pregnancy rates in patients with subclinical varicocele: a randomized prospective controlled study. J Urol 155: 1636 - 1638
26. Unal D, Yeni E, Verit A et al (2001) Clomiphene citrate versus varicocoelectomy in treatment of subclinical varicocoele: a prospective randomized study. Int J Urol 8: 227 - 230
27. Nilsson S, Edvinsson A, Nilsson B (1979) Improvement of semen and pregnancy rate after ligation and division of the internal spermatic vein: fact or fiction? Br J Urol 51: 591 - 596
28. Breznik R, Vlaisavljevic V, Borko E (1993) Treatment of varicocoele and male fertility. Arch Androl 30: 157 - 160
29. Baazeem A, Belzile E, Ciampi A et al (2011) Varicocele and male factor infertility treatment: a new meta-analysis and review of the role of varicocele repair. Eur Urol 60: 796 - 808
30. Baker K, McGill J, Sharma R, Agarwal A, Sabanegh E Jr (2013) Pregnancy after varicocelectomy: impact of postoperative motility and DFI. Urology 81(4): 760 - 766
31. Giagulli VA, Carbone MD (2011) Varicocele correction for infertility: which patients to treat? Int J Androl 34: 236 - 241
32. Paduch DA, Niedzielski J (1997) Repair versus observation in adolescent varicocele: a prospective study. J Urol 158(3Pt 2): 1128 - 1132
33. Samplaski MK, Zini A, Lo KC, Grober ED, Jarvi KA (2013) Varicocelectomy to "upgrade" semen quality to allow couples to use less invasive forms of assisted reproductive technologies. Fertil Steril 100(3): supplement S5
34. Cavallini G, Beretta G, Biagiotti G, Mallus R., Maretti C, Pescatori E, Paulis G. Subsequent impaired fertility (with or without sperm worsening) in men who have fathered children after a left varicocelectomy: a novel population. Urol Ann (in press)

不育症的染色体原因

8

Gianni Paulis
郑 卫 译，刘凯峰 审校

8.1 流行病学定义

与男性不育有关的主要遗传学因素是染色体异常。这些染色体异常可以是结构异常（如缺失、重复、易位、倒位等）或数量异常（如三体、四体、非整倍体等）[1,2]，包含了性染色体异常（如克兰费尔特综合征，47，XXY）或常染色体异常（相互易位和罗伯逊易位）。在一般人群中染色体异常的发病率为 0.5%～0.6%[3-6]。大约 150 个新生儿中会有一个出现染色体异常[7,8]。在男性不育患者中染色体异常的患病率约为 5%，无精子症男性中患病率为 15%～20%[9,10]，在少精子症男性中患病率为 5%～10%[11]。据报道，在男性不育患者中染色体核型异常的患病率为 2%～14%[12]。克兰费尔特综合征和 Y 染色体微缺失是最常见的引起男性不育的遗传学因素。

8.2 病因学

染色体异常是由染色体数量或结构的异常导致的，目前尚不明确这些异常发生的原因。

染色体数量的异常发生在细胞分裂过程中（有丝分裂和减数分裂）。

染色体异常也可能发生在受精之前。

减数分裂是生殖细胞分裂的方式（一半数量的染色体，23，单倍体）：卵细胞和精子。

如果这个过程没有正确发生，染色体就不能正确分开，配子、卵细胞或精子就可能出现过少（单体）[13]或过多（三体）染色体[14]。

异常也可能发生在受精之后的有丝分裂过程中，在胚胎发育过程中染色体复制时可能产生嵌合体：一些细胞具有正常的染色体数量，另一些细胞的染色体数量则出现异常。

染色体结构异常也可能发生，通常在受精之前出现一条或多条染色体的结构改变。一般地,染色体结构异常的个体具有正常数量的染色体,除了染色体发生缺失、删除或倒置、重复、错位,或者与另一条染色体的其他部分互换的情况。

染色体异常可能遗传自父母,例如易位,也可能是在个体上首次发生[15]。

染色体异常的一个诱因是母亲高龄(>35岁),这是染色体在减数分裂过程中不分离的主要危险因素,导致21三体综合征(唐氏综合征)[16]、18三体综合征(Edward综合征)[17]和13三体综合征(Patau综合征)[18]。

父亲的年龄不是引起染色体异常的主要因素[19-21]。

虽然目前证据不多,但是环境因素也可能引起染色体异常[22-25]。

8.3 病理、诊断、治疗和预后

染色体异常主要发生于常染色体。最常见的常染色体异常是21三体综合征(唐氏综合征)、18三体综合征(Edward综合征)、13三体综合征(Patau综合征)、4号染色体短臂部分缺失(Wolf-Hirschhorn综合征)、5号染色体短臂缺失(猫叫综合征)。这些常染色体异常的患者通常伴有多种身体畸形、智力缺陷和相对短的寿命。最常见的性染色体异常是克兰费尔特综合征、单X染色体(Turner综合征)和脆X综合征。这些性染色体异常发生率稍低于常染色体异常,对个体的影响也较小,前两个综合征并不引起智力缺陷。

然而,在本章节中作者主要探讨引起不育的最常见的染色体异常[26]。

- 性染色体数量异常:54%。
- 染色体结构异常:染色体易位(常染色体易位,15%;罗伯逊易位,8%;性染色体易位,4%),Y染色体微缺失和CFTR基因缺失或重复。
- 其他:19%。

8.3.1 克兰费尔特综合征(47,XXY)

克兰费尔特综合征(KS)是男性最常见的性染色体数量异常,大约660个新生男性中出现一个[27]。这个疾病最早于1942年被发现[28]。

克兰费尔特综合征通常表现为核型47,XXY,可能在所有细胞中(完全三体)或以嵌合体形式(15%的患者,见图8.1)出现[29]。在嵌合体克兰费尔特综合征中,有部分细

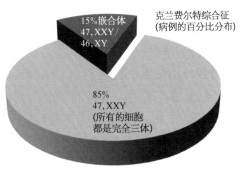

图8.1 克兰费尔特综合征分布

胞多了一条 X 染色体(47,XXY/46,XY)。

多余的 X 染色体来源于可能由母系因素(>50%)或者父系因素(40%~50%)导致的减数分裂过程中的不分离[29]。而由于其他因素多出的 X 染色体则发生在受精卵之后的阶段[30]。确认多出的 X 染色体来源的唯一方法是外周血核型分析或产前羊水细胞标本。克兰费尔特综合征的主要临床症状和体征有小睾丸(双侧睾丸体积<6 ml)[31],高促性腺素性功能低下,男乳女性化,学习障碍(儿童期),无精子症和面部及躯体毛发少(成人),手脚偏长,身高较高,见表 8.1。大多数但不是所有克兰费尔特综合征患者都是不育伴有小睾丸、间质细胞增多、小管硬化和不同程度的间质纤维化的体征[32]。克兰费尔特综合征患者的体征常常差异较大。

表 8.1　克兰费尔特综合征

常见临床表现
不育(无精子症或少精子症)
小睾丸
高促性腺素性功能低下
男乳女性化
身高较高
学习障碍(儿童期)
手脚偏长
短躯干
面部和躯体毛发少(成年)
社会心理和行为问题

克兰费尔特综合征通常导致在精原细胞阶段出现生精阻滞,偶尔也在精子成熟的较晚阶段可见[33]。据估计大约 25% 的非嵌合体克兰费尔特综合征患者射出的精液中有精子[9]。Paduch(2008)报道显示超过 50% 的克兰费尔特综合征患者不育[34]。一些近期的研究报道克兰费尔特综合征患者的预期寿命要短 1.5~2 年,可能是由于不同疾病(糖尿病、肺癌、乳腺癌、非霍奇金淋巴瘤、心脑血管疾病、肠血管缺乏和癫痫)而导致的死亡增加[35,36]。患者因为不育就诊时应该首先考虑克兰费尔特综合征可能。在这种情况下,一般应该做以下检查:核型分析、精液常规和抽血检查 FSH、LH、睾酮、雌二醇水平。克兰费

尔特综合征的鉴别诊断包括的疾病有：脆 X 综合征、马方综合征和卡尔曼综合征。随着 ICSI 的出现,利用从克兰费尔特综合征患者(非嵌合体)的睾丸中提取的精子,一些 47,XXY 男性生育孩子机会增加[37-39]。克兰费尔特综合征患者的雄激素替代治疗应该在青春期开始,以促进持续生长和第二性征发育,使得肌肉含量、骨矿物质成分和男性身体脂肪区域分布正常[40]。然而,这些治疗对不育、男乳女性化和小睾丸没有效果。治疗选择包括不同的给药途径：经黏膜、口腔和肌内注射。建议逐渐增加剂量以足够维持与年龄相对应的血清睾酮、雌二醇、FSH 和 LH 浓度。

8.3.2 染色体结构异常

- 染色体易位。
- Y 染色体微缺失。
- CFTR 基因缺失或重复。

8.3.2.1 染色体易位

染色体易位是由非同源染色体间部分片段的重排导致的。

染色体易位分为两类：相互易位和罗伯逊易位。

相互易位发生在两条不同染色体的染色质互换的时候。当易位发生于常染色体时,称为常染色体易位。这种易位在新生儿中发生率为 1/500,也是不育男性最常见的常染色体异常[26]。相互易位可能遗传自父母,也可能是新出现的。染色质发生交换而没有缺失或获得遗传物质的易位称为平衡易位。平衡易位通常不影响个体的生长和发育。此外,平衡易位的携带者(父母,通常核型正常)同时产生平衡和不平衡配子,伴有相关染色体大片段的缺失和重复。由不平衡配子孕育的孩子继承了包含缺失和(或)重复染色质的重排染色体,这种情况称为不平衡易位。尽管平衡染色体易位的携带者表型正常,但他们也可能出现生育力下降、自发流产或生育缺陷[41,42]。

由于干扰减数分裂过程中配对和分离,常染色体易位不利于生精功能[43-45]。虽然易位不影响其他组织,但这些畸变可能严重影响生精过程导致严重少弱精子症或无精子症[45,46]。

其他染色体也会以同样的方式发生易位,性染色体的任何部分都可能与常染色体发生易位。影响性染色体的易位可能直接影响生精相关的基因。Y 染色体和常染色体间易位很少见,通常引起生精功能异常和不育[47,48]。性染色体易位导致生育力降低的可能机制是减数分裂过程中基因位点的变化或性囊形成的变化。

与常染色体易位相比,性染色体和常染色体之间的易位更容易引起不育。

当易位发生在近端着丝粒染色体时,这种异常称为罗伯逊易位。

罗伯逊易位只发生于 13、14、15、21 和 22 号染色体。这种类型易位源于两条近端着丝粒染色体中心融合。

当两条染色体融合于中心着丝粒(中心融合),就会导致罗伯逊易位。罗伯逊易位是人类最常见的染色体结构异常,在新生儿中发生率大约为1/1 000[49]。平衡的罗伯逊易位通常不影响个体生长和发育。然而,罗伯逊易位携带者(父母)和相互易位一样,可能影响生育,当孩子是非平衡易位时,罗伯逊易位可能引起不同程度的精子异常(少弱精子症或无精子症)[50,51]。罗伯逊易位在少弱精子症和无精子症男性中相对比较常见,发生率分别为 1.6% 和 0.09%[52]。

21 号染色体罗伯逊易位在唐氏综合征中发生率为 5%[53]。

通过荧光原位杂交分析(FISH)进行植入前基因诊断(PGD)可用于罗伯逊易位,对准备行辅助生殖的夫妇有一定帮助[26]。

8.3.2.2　Y 染色体微缺失(Y 染色体相关无精子症)

Y 染色体是最小的人类染色体,含有许多精子生成和睾丸发育所必需的基因。Y 染色体微缺失跨越几个基因,缺失一个或多个基因可引起不同的生精缺陷。Y 染色体微缺失就是 Y 染色体(Yq11 区域)上的亚显微缺失(图8.2),这些变化不大,通过常规的细胞遗传学方法就可以发现。继克兰费尔特综合征之后,Y 染色体微缺失是男性不育最常见的遗传学原因[54,55]。这些基因缺失是由在不稳定扩增聚集的 AZF 区域(无精子症因子区域)内的染色体同源重组造成的[56]。Y 染色体相关无精子症是与生精障碍相关的最常见的染色体结构异常。在特发性无精子症中发生率为 15%~20%,在特发性重度少弱精子症中发生率为 7%~10%[57]。Y 染色体微缺失在精子密度大于 500万/ml 的不育男性中很少见。通常,Y 染色体微缺失是"自发"事件,在男性中发病率为 1/3 000~1/2 000[58-61]。Y 染色体微缺失的不育男性通常没有明显症状,但有些患者有小睾丸和(或)隐睾。Tiepolo(1976)首先发现无精子症和Y 染色体长臂缺失之间的关系[62]。

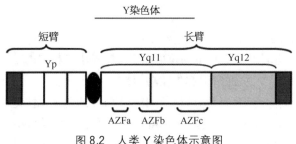

图8.2　人类 Y 染色体示意图

微缺失最常发生在 Y 染色体长臂,Yq11 区域。Yq 上一个让人感兴趣的重要区域就是 AZF 区域,含有与精子细胞发育相关的基因。这个区域包括三个亚区域:AZFa、AZFb、AZFc[63](图 8.2)。

这个区域的基因缺失可引起不同的生精异常和不育表现[64]。AZFa、AZFb、AZFc 单个或多个区域从基因组上缺失时表现为严重的不育或无精子症。AZFc 区域缺失是最常见的 Y 染色体微缺失,占已报道微缺失的 58.3%～69%[65-67];其次是 AZFb 区域缺失(14%)和 AZFa 区域缺失(6%)[67]。Zhang 等报道了几个可能的联合 AZF 区域微缺失的发生率[68]:AZFa=1.7%,AZFb=12.5%,AZFc=64.2%,AZFb+c=20.0%,AZFa+b+c=1.7%。

AZFc 缺失通常与少精子症或无精子症相关(大约 2/3)[69]。Y 染色体 AZFc 缺失的传播可能导致性歧义的发生和特纳表现(45,X0)[70,71]。AZFa 缺失与纯睾丸支持细胞(sertoli-cell-only,SCO)综合征和无精子症相关,而 AZFb 或 AZFc 微缺失则导致不同的临床和病理表型,从 SCO 到少弱精子症都有所体现[72-74]。AZFb+c 缺失通常导致睾丸无精子。当 AZF 缺失的精子用于辅助生殖时,男性后代的不育缺陷是不可避免的[65]。经典的 Y 染色体微缺失不会有导致隐睾或睾丸癌的风险[74,75]。如果完全的 AZFa 或 AZFb 微缺失被发现,并不推荐进行显微取精(TESE),因为这个手术很费时间,而且极难找到精子[74]。利用聚合酶链反应(PCR)进行微缺失检测可以发现基因缺失的位点和频率,以及睾丸表现型。Yq 微缺失分析(AZF 筛查)通常是通过多重 PCR 测定 Y 染色体 q 臂上的 AZFa、AZFb 和 AZFc 位点[76]。对于无精子症或精子密度小于 500 万/ml 的重度少精子症的特发性不育男性,Y 染色体微缺失的检查有助于建立诊断和预后[77]。在精索静脉结扎术之前进行 AZF 筛查是很重要的,因为带有 Yq 染色体微缺失的不育男性很可能无法从手术中获益[77]。诊断 Y 染色体微缺失之后,遗传咨询以告知患者其生出的男孩具有生精障碍的风险是必要的(特别是 ART 患者)。

8.3.2.3 CFTR 基因突变

先天性双侧输精管缺如(CBAVD)是一种先天性的输精管异常,在男性个体中发病率为 1/1 000[78]。它是导致男性不育的重要因素,在不育男性中占了大约 2%[79],在梗阻性无精子症患者中占了 6%[80]。

囊性纤维化跨膜传导调节基因(CFTR)突变可导致 CBAVD 和囊性纤维化(CF)。CFTR 基因位于人类 7 号染色体长臂 31.2 区域[81](图 8.3)。

CFTR 基因突变与 95% 的男性 CBAVD 相关[82]。

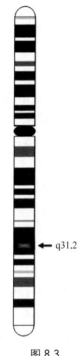

图 8.3
人类 7 号染色体
CFTR 基因位置

←q31.2

囊性纤维化是高加索人群中最常见的严重常染色体隐性遗传病,影响大约 1/2 500 的新生儿[83]。CF 最常见的临床表现是呼吸道感染和慢性阻塞,常伴有胰腺外分泌功能不全。大约 98% 的男性 CF 患者因为 CBAVD 而不育[84,85]。CFTR 基因编码膜蛋白也影响射精管、精囊、输精管和附睾远端 2/3 的形成。

CFTR 基因突变(缺失或者重复)引起 CFTR 功能低下,导致黏液分泌(黏膜分泌脱水),从而阻塞呼吸道、汗腺、胃肠道、胰胆管、鼻窦和生殖组织[86]。

CBAVD 也可能单独发生而不伴有临床 CF 症状(不完全 CF 基因型)[87]。这种类型的 CF 患者,以前认为是不同的遗传实体,会增加 CFTR 基因突变频率[88,89]。CFTR 基因突变在一些先天性单侧输精管缺如(CUAVD)患者中也可能出现,这种情况可以看作不完全的 CBAVD 形式[89]。CUAVD 很少见,在男性人群中发病率为 0.5%～1%[90]。CUAVD 在左侧发生的可能性是右侧的 2 倍[91]。一些 CUAVD 患者与 CFTR 基因突变相关,另一些患者则可能是其他因素引起的[88]。CUAVD 男性可能正常生育[88],在这些男性中孤立肾发生率较高[92]。CUAVD 的有趣之处在于其与肾脏异常以及 CFTR 基因突变的关系[92]。对所有 CUAVD 或 CBAVD 患者推荐进行肾脏影像学检查和 CF 筛查。事实上孤立肾也可能出现于 CBAVD 患者中,发生率为 10%,多数患者没有 CFTR 基因异常[93]。

以下情况推荐进行 CFTR 突变筛查:
- 无精子症男性伴有精液量少于 1.5 ml 和 pH 小于 7.0。
- 有 CF 或 CFTR 突变家族史的个体。
- CBAVD 或 CUAVD 男性患者。
- 慢性或特发性胰腺炎患者。
- 有生育要求的个体或夫妻。
- 准备行 ART 的夫妻确定 CFTR 突变遗传给后代的风险。

8.3.3 Prader-Willi 综合征

Prader-Willi 综合征(PWS)是一种罕见的遗传疾病,在男女和所有种族中的发病率相同。

1956 年 PWS 首次被发现[94],新生儿中的患病率为 1/50 000[95-98]。

PWS 表现为严重肌张力减退、食量增加、肥胖、性腺功能低下、智力缺陷和寿命变短。这种情况是由亲代 15q11～q13 区域基因表达缺失引起的[94,99]。而可能的基因亚型有[100]:父系染色体 15q11～q13 缺失(Ⅰ型或Ⅱ型),75%;母系单亲二倍体(UPD),24%;印记中心缺陷(ID),1%;易位,<1%。

大多数 PWS 患者都有青春期发育延迟或不完全的情况。性腺功能低下的表现包括小阴茎和(或)隐睾(80%)[101,102]。性腺功能低下一般认为是下丘脑的原因[102-105]。

DNA 甲基化是唯一的检测技术,可以做出确认或排除 PWS 的诊断[86]。胎儿活动减少和羊水过多可考虑进行产前诊断[106]。在既往有过 PWS 小孩的家庭中,男性再生育一个 PWS 小孩的概率是 50%[100]。目前没有关于 PWS 男性生育孩子的报道[100]。

可能的治疗方案包括:

- 肥胖管理,包括低碳水化合物、平衡饮食、日常锻炼和严格指导。
- GH 治疗,针对儿童生长发育。
- 激素治疗,用于青春期的诱导、促进和维持。
- 行为和心理问题治疗。

8.3.4 天使人综合征

天使人综合征(Angelman syndrome,AS)是一种罕见疾病,是由母亲 15 号染色体缺失引起的。新生儿发病率为 1/20 000～1/12 000[107-109]。天使人综合征是一种罕见的神经疾病,表现为发育延迟、明显智力障碍、语言障碍、癫痫发作、不能控制的肢体运动、运动障碍、自发性大笑、脑电图(EEG)异常和癫痫[110]。头和面部的异常很常见,包括小头畸形、颊横裂、上颌小、下颌前突、深眼眶和大门牙。天使人综合征男性和女性青春期发育正常,第二性征正常。但是,还没有关于男性天使人综合征患者生育的报道[110],而女性天使人综合征患者则有一例生育的报道[110]。

DNA 甲基化检测大约能确定 80% 的 AS 患者。如果 DNA 甲基化检测是正常的,下一步可进行 FISH 或阵列 CGH 分析[111]。

作为补充,其他极罕见的、导致男性不育的遗传异常列在本章节的最后[79]。

- 肌强直性营养不良。
- 卡尔曼综合征。
- 不动纤毛综合征。

- 努南(Noonan)综合征。
- Denys – Drash 综合征(DDS)和弗雷泽(Frasier)综合征。
- 雄激素不敏感综合征。
- 多囊肾(多囊肝、肾、附睾和精囊)。
- 乌谢尔(Usher)综合征。

参考文献

1. Johnson MD (1998) Genetic risks of intracytoplasmic sperm injection in the treatment of male infertility: recommendations for genetic counseling and screening. Fertil Steril 70: 397 – 411

2. van Assche EV, Bonduelle M, Tournaye H et al (1996) Cytogenetics of infertile men. Hum Reprod 11(Suppl 4): 1 – 24; discussion 25 – 26

3. Berger R (1975) The incidence of constitutional chromosome aberrations. J Genet Hum 23: 42 – 49

4. Hamerton JL, Canning N, Ray M et al (1975) A cytogenetic survey of 14,069 newborn infants. I. Incidence of chromosome abnormalities. Clin Genet 8: 223 – 243

5. Hook EB, Hamerton JL (1977) The frequency of chromosome abnormalities detected in consecutive newborn studies: differences between studies; results by sex and by severity of phenotypic involvement. In: Hook EB, Porter IH (eds) Population cytogenetics: studies in humans. Academic, New York, pp 63 – 79

6. Patil SR, Lubs HA, Brown J et al (1977) Incidence of major chromosome abnormalities in children. Cytogenet Cell Genet 18: 3102 – 3106

7. American College of Obstetricians and Gynecologists (2001) ACOG Practice Bulletin No. 27: Clinical Management Guidelines for Obstetrician-Gynecologists. Prenatal diagnosis of fetal chromosomal abnormalities. Obstet Gynecol 97(5 Pt 1): suppl 1 – 12

8. Carey JC (2003) Chromosomal disorders. In: Rudolph CD, Rudolph AM (eds) Rudolph's pediatrics, 21st edn. McGraw-Hill Medical Publishing Division, New York, pp 731 – 741

9. Ferlin A, Raicu F, Gatta V et al (2007) Male infertility: role of genetic background. Reprod Biomed Online 14: 734 – 745

10. O'Flynn O'Brien KL, Varghese AC, Agarwal A (2010) The genetic causes of male factor infertility: a review. Fertil Steril 93: 1 – 12

11. Dada R, Gupta NP, Kucheria K (2006) Cytogenetic and molecular analysis of male infertility: Y chromosome deletion during nonobstructive azoospermia and severe oligozoospermia. Cell Biochem Biophys 44: 171 – 177

12. Shi Q, Martin RH (2000) Aneuploidy in human sperm: a review of the frequency and distribution of aneuploidy, effects of donor age and lifestyle factors. Cytogenet Cell Genet 90: 219 – 226

13. Bispo AV, Dos Santos LO, Burégio-Frota P et al (2013) Effect of chromosome constitution variations on the expression of Turner phenotype. Genet Mol Res 12: 4243 – 4250

14. Boyle B, Morris J, McConkey R et al (2014) Prevalence and risk of Down syndrome in monozygotic and dizygotic multiple pregnancies in Europe: implications for prenatal screening. BJOG. doi: 10.1111/1471 – 0528.12574

15. Schwaibold EM, Bartels I, Küster H et al (2014) De novo duplication of chromosome 16p in a female infant with signs of neonatal hemochromatosis. Mol Cytogenet 7: 7

16. Lamb NE, Yu K, Shaffer J et al (2005) Association between maternal age and meiotic

ecombination for trisomy 21. Am J Hum Genet 76：91‐99

17. Cereda A，Carey JC（2012）The trisomy 18 syndrome. Orphanet J Rare Dis 7：81

18. Drugan A，Yaron Y，Zamir R et al（1999）Differential effect of advanced maternal age on prenatal diagnosis of trisomies 13，18 and 21. Fetal Diagn Ther 14：181‐184

19. De Souza E，Morris JK，EUROCAT Working Group（2010）Case-control analysis of paternal age and trisomic anomalies. Arch Dis Child 95：893‐897

20. Wiener-Megnazi Z，Auslender R，Dirnfeld M（2012）Advanced paternal age and reproductive outcome. Asian J Androl 14：69‐76

21. Yang Q，Wen SW，Leader A et al（2007）Paternal age and birth defects：how strong is the association? Hum Reprod 22：696‐701

22. Chandirasekar R，Suresh K，Jayakumar R et al（2011）XRCC1 gene variants and possible links with chromosome aberrations and micronucleus in active and passive smokers. Environ Toxicol Pharmacol 32：185‐192

23. Ladeira C，Viegas S，Carolino E et al（2013）The influence of genetic polymorphisms in XRCC3 and ADH5 genes on the frequency of genotoxicity biomarkers in workers exposed to formaldehyde. Environ Mol Mutagen 54：213‐221

24. Jones KH，York TP，Juusola J et al（2011）Genetic and environmental influences on spontaneous micronuclei frequencies in children and adults：a twin study. Mutagenesis 26：745‐752

25. Tan H，Wang Q，Wang A et al（2010）Influence of GSTs，CYP2E1 and mEH polymorphisms on 1，3-butadiene-induced micronucleus frequency in Chinese workers. Toxicol Appl Pharmacol 247：198‐203

26. Dada R，Thilagavathi J，Venkatesh S et al（2011）Genetic testing in male infertility. Open Reprod Sci J 3：42‐56

27. Groth KA，Skakkebæk A，Høst C et al（2013）Clinical review：Klinefelter syndrome‐a clinical update. J Clin Endocrinol Metab 98：20‐30

28. Klinefelter HF，Reifenstein EC，Albright F（1942）Syndrome characterized by gynecomastia，aspermatogenesis without a-Leydigism，and increased excretion of follicle-stimulating hormone. J Clin Endocrinol 2：615‐627

29. Wattendorf DJ，Muenke M（2005）Klinefelter syndrome. Am Fam Physician 72：2259‐2262

30. Hassold T，Abruzzo M，Adkins K et al（1996）Human aneuploidy：incidence，origin，and etiology. Environ Mol Mutagen 28：167‐175

31. Lanfranco F，Kamischke A，Zitzmann M et al（2004）Klinefelter's syndrome. Lancet 364：273‐283

32. Smyth CM，Bremner WJ（1998）Klinefelter syndrome. Arch Intern Med 158：1309‐1314

33. Georgiou I，Syrrou M，Pardalidis N et al（2006）Genetic and epigenetic risks of intracytoplasmic sperm injection method. Asian J Androl 8：643‐673

34. Paduch DA，Fine RG，Bolyakov A et al（2008）New concepts in Klinefelter syndrome. Curr Opin Urol 18：621‐627

35. Swerdlow AJ，Higgins CD，Schoemaker MJ et al（2005）Mortality in patients with Klinefelter syndrome in Britain：a cohort study. J Clin Endocrinol Metab 90：6516‐6522

36. Bojesen A，Juul S，Birkebaek N et al（2004）Increased mortality in Klinefelter syndrome. J Clin Endocrinol Metab 89：3830‐3834

37. Schiff JD，Palermo GD，Veeck LL et al（2005）Success of testicular sperm extraction ［corrected］ and intracytoplasmic sperm injection in men with Klinefelter syndrome. J Clin Endocrinol Metab 90：6263‐6267

38. Komori S，Horiuchi I，Hamada Y et al（2004）Birth of healthy neonates after intracytoplasmic injection of ejaculated or testicular spermatozoa from men with nonmosaic Klinefelter's

syndrome: a report of 2 cases. J Reprod Med 49: 126 – 130

39. Ron-El R, Strassburger D, Gelman-Kohan S et al (2000) A 47, XXY fetus conceived after ICSI of spermatozoa from a patient with non-mosaic Klinefelter's syndrome: case report. Hum Reprod 15(8): 1804 – 1806

40. Rogol AD, Tartaglia N (2010) Considerations for androgen therapy in children and adolescents with Klinefelter syndrome (47, XXY). Pediatr Endocrinol Rev 8(Suppl 1): 145 – 150

41. Tempest HG, Simpson JL (2010) Role of preimplantation genetic diagnosis (PGD) in current infertility practice. Int J Infertil Fetal Med 1: 1 – 10

42. Estop AM, Van Kirk V, Cieply K (1995) Segregation analysis of four translocations, t(2; 18), t(3;15), t(5;7), and t(10;12), by sperm chromosome studies and a review of the literature. Cytogenet Cell Genet 70: 80 – 87

43. Martin RH, Spriggs EL (1995) Sperm chromosome complements in a man heterozygous for a reciprocal translocation 46, XY, t(9;13) (q21.1;q21.2) and a review of the literature. Clin Genet 47: 42 – 46

44. Alves C, Carvalho F, Cremades N et al (2002) Unique (Y;13) translocation in a male with oligozoospermia: cytogenetic and molecular studies. Eur J Hum Genet 10: 467 – 474

45. Samli H, Samli MM, Solak M et al (2006) Genetic anomalies detected in patients with nonobstructive azoospermia and oligozoospermia. Arch Androl 52: 263 – 267

46. Nagvenkar P, Desai K, Hinduja I et al (2005) Chromosomal studies in infertile men with oligozoospermia &- non-obstructive azoospermia. Indian J Med Res 122: 34 – 42

47. Gunel M, Cavkaytar S, Ceylaner G et al (2008) Azoospermia and cryptorchidism in a male with a de novo reciprocal t(Y;16) translocation. Genet Couns 19: 277 – 280

48. Pabst B, Glaubitz R, Schalk T et al (2002) Reciprocal translocation between Y chromosome long arm euchromatin and the short arm of chromosome 1. Ann Genet 45: 5 – 8

49. Therman E, Susman B, Denniston C (1989) The nonrandom participation of human acrocentric chromosomes in Robertsonian translocations. Ann Hum Genet 53(Pt 1): 49 – 65

50. Ferlin A, Arredi B, Foresta C (2006) Genetic causes of male infertility. Reprod Toxicol 22: 133 – 141

51. Dong Y, Du RC, Jiang YT et al (2012) Impact of chromosomal translocations on male infertility, semen quality, testicular volume and reproductive hormone levels. J Int Med Res 40: 2274 – 2283

52. Meschede D, Lemcke B, Exeler JR et al (1998) Chromosome abnormalities in 447 couples undergoing intracytoplasmic sperm injection-prevalence, types, sex distribution and reproductive relevance. Hum Reprod 13: 576 – 582

53. Giraud F, Mattei JF (1975) Epidemiological aspects of trisomy 21. J Genet Hum 23(Suppl): 1 – 30

54. Briton-Jones C, Haines CJ (2000) Microdeletions on the long arm of the Y chromosome and their association with male-factor infertility. Hong Kong Med J 6: 184 – 189

55. Kleiman SE, Yogev L, Gamzu R et al (1999) Genetic evaluation of infertile men. Hum Reprod 14: 33 – 38

56. Navarro-Costa P, Goncalves J, Plancha CE (2010) The AZFc region of the Y chromosome: at the crossroads between genetic diversity and male infertility. Hum Reprod Update 16: 525 – 542

57. Krausz C, Quintana-Murci L, McElreavey K (2000) Prognostic value of Y deletion analysis: what is the clinical prognostic value of Y chromosome microdeletion analysis? Hum Reprod 15: 1431 – 1434

58. Dada R, Gupta NP, Kucheria K (2004) Yq microdeletions — azoospermia factor candidate genes and spermatogenic arrest. J Biomol Tech 15: 176 – 183

59. Simoni M, Bakker E, Eurlings MC et al (1999) Laboratory guidelines for molecular diagnosis of Y-chromosomal microdeletions. Int J Androl 22(5): 292 – 299
60. Kamp C, Huellen K, Fernandes S et al (2001) High deletion frequency of the complete AZFa sequence in men with Sertoli-cell-only syndrome. Mol Hum Reprod 7: 987 – 994
61. Krausz C, Forti G, McElreavey K (2003) The Y chromosome and male fertility and infertility. Int J Androl 26: 70 – 75
62. Tiepolo L, Zuffardi O (1976) Localization of factors controlling spermatogenesis in the nonfluorescent portion of the human Y chromosome long arm. Hum Genet 34: 119 – 124
63. Vogt PH (2005) Azoospermia factor (AZF) in Yq11: towards a molecular understanding of its function for human male fertility and spermatogenesis. Reprod Biomed Online 10: 81 – 93
64. Ma K, Mallidis C, Bhasin S (2000) The role of Y chromosome deletions in male infertility. Eur J Endocrinol 142: 418 – 430
65. McLachlan RI, O'Bryan MK (2010) Clinical review: state of the art for genetic testing of infertile men. J Clin Endocrinol Metab 95: 1013 – 1024
66. Pina-Neto JM, Carrara RC, Bisinella R et al (2006) Somatic cytogenetic and azoospermia factor gene microdeletion studies in infertile men. Braz J Med Biol Res 39: 555 – 561
67. Massart A, Lissens W, Tournaye H et al (2012) Genetic causes of spermatogenic failure. Asian J Androl 14: 40 – 48
68. Zhang F, Li L, Wang L et al (2013) Clinical characteristics and treatment of azoospermia and severe oligospermia patients with Y-chromosome microdeletions. Mol Reprod Dev 80: 908 – 915
69. Harton GL, Tempest HG (2012) Chromosomal disorders and male infertility. Asian J Androl 14: 32 – 39
70. Siffroi JP, Le Bourhis C, Krausz C et al (2000) Sex chromosome mosaicism in males carrying Y chromosome long arm deletions. Hum Reprod 15: 2559 – 2562
71. Jaruzelska J, Korcz A, Wojda A et al (2001) Mosaicism for 45, X cell line may accentuate the severity of spermatogenic defects in men with AZFc deletion. J Med Genet 38: 798 – 802
72. Brandell RA, Meilnik A, Liotta D et al (1998) AZFb deletions predict the absence of permatozoa with testicular sperm extraction: preliminary report of a prognostic genetic test. Hum Reprod 13: 2812 – 2815
73. Zhou-Cun A, Yang Y, Zhang SZ et al (2006) Chromosomal abnormality and Y chromosome microdeletion in Chinese patients with azoospermia or severe oligozoospermia. Yi Chuan Xue Bao 33: 111 – 116
74. Jungwirth A, Giwercman A, Tournaye H et al; European Association of Urology Working Group on Male Infertility (2012) European Association of Urology guidelines on Male Infertility: the 2012 update. Eur Urol 62: 324 – 332
75. Krausz C, Degl'Innocenti S (2006) Y chromosome and male infertility: update, 2006. Front Biosci 11: 3049 – 3061
76. Simoni M, Bakker E, Eurlings MC et al (1999) Laboratory guidelines for molecular diagnosis of Y-chromosomal microdeletions. Int J Androl 22: 292 – 299
77. Krausz C, Hoefsloot L, Simoni M et al (2014) EAA/EMQN best practice guidelines for molecular diagnosis of Y-chromosomal microdeletions: state-of-the-art 2013. Andrology 2: 5 – 19
78. Bienvenu T, Adjiman M, Thiounn N et al (1997) Molecular diagnosis of congenital bilateral absence of the vas deferens: analyses of the CFTR gene in 64 French patients. Ann Genet 40: 5 – 9
79. Shah K, Sivapalan G, Gibbons N et al (2003) The genetic basis of infertility. Reproduction 126: 13 – 25

80. Grangeia A, Niel F, Carvalho F et al (2004) Characterization of cystic fibrosis conductance transmembrane regulator gene mutations and IVS8 poly(T) variants in Portuguese patients with congenital absence of the vas deferens. Hum Reprod 19: 2502 – 2508

81. Rommens JM, Iannuzzi MC, Kerem B et al (1989) Identification of the cystic fibrosis gene: chromosome walking and jumping. Science 245: 1059 – 1065

82. Carrell DT, De Jonge C, Lamb DJ (2006) The genetics of male infertility: a field of study whose time is now. Arch Androl 52: 269 – 274

83. Welsh MJ, Ramsey BW, Accurso F et al (2001) Cystic fibrosis. In: Scriver CL, Beaudet AL, Sly WS, Valle D (eds) The metabolic basis of inherited disease. McGraw-Hill, New York, pp 3799 – 3876

84. Kaplan E, Shwachman H, Perlmutter AD, Rule A, Khaw KT, Holsclaw DS (1968) Reproductive failure in males with cystic fibrosis. N Engl J Med 279: 65 – 69

85. Landing BH, Wells TR, Wang CI (1969) Abnormality of the epididymis and vas deferens in cystic fibrosis. Arch Pathol 88: 569 – 580

86. Rosenstein BJ, Cutting GR (1998) The diagnosis of cystic fibrosis: a consensus statement. Cystic Fibrosis Foundation Consensus Panel. J Pediatr 132: 589 – 595

87. Anguiano A, Oates RD, Amos JA et al (1992) Congenital bilateral absence of the vas deferens. A primarily genital form of cystic fibrosis. JAMA 267: 1794 – 1797

88. Lissens W, Mercier B, Tournaye H et al (1996) Cystic fibrosis and infertility caused by congenital bilateral absence of the vas deferens and related clinical entities. Hum Reprod 11 (Suppl 4): 55 – 78; discussion 79 – 80

89. Chillon M, Casals T, Mercier B et al (1995) Mutations in the cystic fibrosis gene in patients with congenital absence of the vas deferens. N Engl J Med 332: 1475 – 1480

90. Hamada AJ, Esteves SC, Agarwal A (2013) A comprehensive review of genetics and genetic testing in azoospermia. Clinics (Sao Paulo) 68(Suppl 1): 39 – 60

91. Weiske WH, Sälzler N, Schroeder-Printzen I et al (2000) Clinical findings in congenital absence of the vasa deferentia. Andrologia 32: 13 – 18

92. Kolettis PN, Sandlow JI (2002) Clinical and genetic features of patients with congenital unilateral absence of the vas deferens. Urology 60: 1073 – 1076

93. McCallum T, Milunsky J, Munarriz R et al (2001) Unilateral renal agenesis associated with congenital bilateral absence of the vas deferens: phenotypic findings and genetic considerations. Hum Reprod 16: 282 – 288

94. Prader A, Labhart A, Willi H (1956) Ein Syndrom von Adipositas, Kleinwuchs, Kryptorchismus und Oligophrenic nach Myatonicartigem Zustand im Neugeborenalter. Schweiz Med Wochenschr 86: 1260 – 1261

95. Cassidy SB (1997) Prader-Willi syndrome. J Med Genet 34: 917 – 923

96. Vogels A, Van Den Ende J, Keymolen K et al (2004) Minimum prevalence, birth incidence and cause of death for Prader-Willi syndrome in Flanders. Eur J Hum Genet 12: 238 – 240

97. Thomson AK, Glasson EJ, Bittles AH (2006) A long-term population-based clinical and morbidity review of Prader-Willi syndrome in Western Australia. J Intellect Disabil Res 50: 69 – 78

98. Whittington JE, Holland AJ, Webb T et al (2001) Population prevalence and estimated birth incidence and mortality rate for people with Prader-Willi syndrome in one U.K. Health Region. J Med Genet 38: 792 – 798

99. Nicholls RD, Knepper JL (2001) Genome organization, function, and imprinting in Prader-Willi and Angelman syndromes. Annu Rev Genomics Hum Genet 2: 153 – 175

100. Cataletto M, Angulo M, Hertz G et al (2011) Prader-Willi syndrome: a primer for clinicians. Int J Pediatr Endocrinol 2011: 12. doi: 10.1186/1687 – 9856 – 2011 – 12

101. Goldstone AP, Holland AJ, Hauffa BP et al; speakers contributors at the Second Expert Meeting of the Comprehensive Care of Patients with PWS (2008) Recommendations for the diagnosis and management of Prader-Willi syndrome. J Clin Endocrinol Metab 93: 4183 – 4197

102. Cassidy SB, Driscoll DJ (2009) Prader-Willi syndrome. Eur J Hum Genet 17: 3 – 13

103. Crinò A, Schiaffini R, Ciampalini P et al (2003) Genetic obesity study group of Italian society of pediatric endocrinology and diabetology (SIEDP) Hypogonadism and pubertal development in Prader-Willi syndrome. Eur J Pediatr 162: 327 – 333

104. Burman P, Ritzén EM, Lindgren AC (2001) Endocrine dysfunction in Prader-Willi syndrome: a review with special reference to GH. Endocr Rev 22: 787 – 799

105. McCandless SE (2011) Clinical report health supervision for children with Prader-Willi syndrome. Pediatrics 127: 195 – 204

106. Whittington JE, Butler JV, Holland AJ (2008) Pre-, peri-and postnatal complications in Prader-Willi syndrome in a U.K. sample. Early Hum Dev 84: 331 – 336

107. Clayton-Smith J, Pembrey ME (1992) Angelman syndrome. J Med Genet 29: 412 – 415

108. Steffenburg S, Gillberg CL, Steffenburg U et al (1996) Autism in Angelman syndrome: a population-based study. Pediatr Neurol 14: 131 – 136

109. Petersen MB, Brondum-Nielsen K, Hansen LK et al (1995) Clinical, cytogenetic, and molecular diagnosis of Angelman syndrome: estimated prevalence rate in a Danish county. Am J Med Genet 60: 261 – 262

110. Lossie AC, Driscoll DJ (1999) Transmission of Angelman syndrome by an affected mother. Genet Med 1: 262 – 266

111. Williams CA, Driscoll DJ, Dagli AI (2010) Clinical and genetic aspects of Angelman syndrome. Genet Med 12: 385 – 395

男性特发性少弱畸形精子症

9

Giorgio Cavallini

张辰望　译，刘凯峰　审校

9.1　定义

男性特发性少弱畸形精子症（iOAT）是指由不明原因造成精子发生障碍并且无法被常规实验方法所发现的少弱畸形精子症[1]。临床上，iOAT 可分为单一弱精子症或单一畸形精子症（精子密度没有变化），中度 iOAT（精子密度<2 000 万/ml），或者重度 iOAT（精子密度<500 万/ml）[2]。

9.2　流行病学

iOAT 影响约 30% 的不育男性，是男性不育症最常见的原因之一[1]。很可能是由于 iOAT 的患病率增加，导致男性的精子计数逐渐下降[3]。

9.3　病因

iOAT 可能的原因至少有两种说法。精液参数正常的男性不育患者原因可能有如下两种：DNA 损伤与聚合酶线粒体 γ 基因（POLG）的改变[4-6]（见本书第 10 章）。而 iOAT 不同病因的患者比例之和远高于 100%。这一发现意味着，iOAT 造成重叠的原发性原因（如果有的话）仍然是未知的，也有可能影响精子需要不止一个原因。最有可能的假说是第一种：现在已被证明，男性不育症中 iOAT 患者至少包含两个不同的群体[7]。

9.3.1　年龄

有证据表明，30 岁后精子活力逐渐下降，尽管证据较少，但在典型患者中可发现精液量和精子密度也发生类似的下降[8,9]。

9.3.2　睾丸后非炎症性功能改变

低浓度的前列腺特异性抗原、锌、果糖和酸性磷酸酶[10]，低活性的中性 α-糖苷酶以及精液中黏稠度[11]和渗透压[12]的增加，都与 iOAT 相关。附睾中精子发生特异基因的甲基化改变可能参与导致 iOAT[13,14]。去甲基化是基因转录的关键。

9.3.3 传染源

沙眼衣原体(CT)和腺病毒(AV)被认为与 iOAT 相关。然而,无症状沙眼衣原体感染以及腺病毒感染在不育症中的作用仍然不确定[15,16]。

9.3.4 遗传因素

大鼠基因组约 10% 与精子发生高度相关,其中约 200 个基因被视为生殖细胞发育的关键[17]。这意味着,许多基因可能参与 iOAT 的发生。一个基因必须满足以下所有特征才能被认为是参与 iOAT 的关键因素:① 在生殖细胞系特异表达;② 它的表达改变应与 iOAT 相关;③ 它在精子发生中需扮演关键角色[18]。尽管有这些限制,较多的基因已被确定参与 iOAT 的发生[19,20]。遗传和新生突变是这些基因表达异常的理论原因[1]。

9.3.5 线粒体改变

在弱精子症患者中,线粒体膜电位[21,22]和线粒体 DNA 的含量[23,24]都受损。

9.3.6 精细的激素波动

在 iOAT 患者中,存在 LH 脉冲频率的降低,并且与疾病的严重程度相关[25]。LH 的分子变体也与 iOAT 相关[26]。

iOAT 表现出血清睾酮低,低的睾酮指数和较低的 T/LH 比值,而血清 LH 水平则较高,17 - β_2 -雌二醇(E_2)较高,E_2/T 比值较高[27]。E_2 水平升高可能帮助中枢抑制促性腺激素的产生,反过来可能会阻碍精子发生以及睾酮产生[28]。E_2 主要来自睾丸和外周部位雄烯二酮和睾酮的芳构化,这个过程是通过 CYP19 基因编码的芳香化酶作用的。CYP19A1 是一个单拷贝基因,位于 ch15q21.2。已被证明芳香化酶多态性影响男性和女性的各种雌激素依赖性疾病。研究最多的芳香化酶基因多态性是四核苷酸,酪氨酸-酪氨酸-酪氨酸-腺嘌呤(TTTA)在 CYP19A1 基因的内含子 4 中存在重复序列。在体内和体外实验中这种多态性都与芳香酶的活性有关[29]。芳香化酶基因中多次数 TTTA 重复序列(TTTA 重复次数>7)与肥胖及精子计数之间存在负相关关系。而在 TTTA 重复次数≤7 的患者中,肥胖对 E_2 和精子计数似乎没有影响[30]。

9.3.7 环境污染物

环境污染物会降低精液质量。本书第 16 章将专门介绍相关内容。

9.4 发病机制

上述的原因都影响精子发生。精子发生受损导致活性氧(ROS)增加和生殖细胞凋亡失衡。

9.4.1 活性氧增多

活性氧来自有氧条件下 O_2 细胞的生理代谢,它主要由白细胞和不成熟的配子产生。在 iOAT 患者中,不成熟的配子非常多见。活性氧是短时存在的化学中间体,它含有一个或多个未成对的自旋电子。所有的精子结构都可以被活性氧攻击和变性[1,31],最终导致死亡抑或不可逆的损害。生理性(低)水平的活性氧在正常精子的生理功能中发挥关键作用,如受精能力(顶体反应能力、超活化、获能和趋化性)和精子活力。而当 ROS 过度生成和(或)机体抗氧化能力下降时,体内氧化和清除将会失衡,这被称为精子的氧化应激。这被广泛认为是造成精子 DNA 损伤和凋亡、脂质过氧化、活力降低的重要因素;相反,这也增加男性不育和出生缺陷的风险[31]。

9.4.2 生殖细胞凋亡增加

细胞凋亡(程序性细胞死亡)是一种生理机制,旨在实现最佳的支持细胞和配子的比例以及清除受损的配子[32]。能够触发此活动的刺激范围十分广泛,包括各种形式的电磁辐射、环境中的有毒物质、重金属和化疗药物[33-37]。此外,通过如 SPATA17[38]或雄激素结合蛋白[39]的过度表达,或者去除参与了精子发生调控的关键基因都会造成对生殖细胞系的遗传干扰[40-42]。不管精子发生以何种方式被破坏,生殖细胞都会变成默认的细胞凋亡状态。诱导细胞凋亡时的精子发生阶段似乎主要是粗线期精母细胞,而介导这一过程的似乎主要是 Fas(成纤维细胞相关死亡受体)/Fas 配体和 Caspase 系统[34]。

9.5 诊断

iOAT 通常是通过排除其他诊断来确诊的,不同的诊断方法见表 9.1。

表 9.1 男性不育诊断分类

不 育 机 制		诊 断 方 法
染色体因素	X 染色体紊乱	客观检查、Y 染色体微缺失检查、囊性纤维化染色体筛查、激素检查、雄激素受体检查、精液分析
	Y 染色体紊乱	
	常染色体紊乱	

续　表

不　育　机　制		诊　断　方　法
发育因素	尿道下裂	病史、客观检查、精液分析、阴囊超声
	管道梗阻	
	睾丸-附睾梗阻	
睾丸病变	隐睾症	病史、客观检查、精液分析、阴囊超声
	睾丸异位	
	睾丸下降延迟	
	（游走性睾丸?）	
	睾丸肿瘤	
	双侧睾丸萎缩	
	睾丸损伤	
	睾丸扭转	
生殖道感染	尿道炎	病史、客观检查、精液分析、阴囊超声、尿道拭子、尿液分析、精液尿液培养
	前列腺炎	
	附睾炎	
	睾丸炎	
精索静脉曲张		客观检查、阴囊彩超、精液分析
内分泌因素	垂体紊乱	激素检查
	下丘脑紊乱	精液分析
	睾丸紊乱	
	甲状腺紊乱	
	肾上腺紊乱	
医源性因素	手术因素	病史、客观检查、精液分析
	药物因素	
	放射因素	
性行为相关因素	勃起功能障碍	病史、精液分析
	不射精	

不　育　机　制		诊　断　方　法
其他疾病	肾脏疾病	
	肝脏疾病	
	神经疾病	
	胃肠道疾病	
	血液疾病	
	自身免疫性疾病	
	感染性疾病（AIDS）	
	银屑病(牛皮癣)	
	结节病	
	糖尿病	
特发性少弱畸形精子症		精液分析、排除法

9.6　治疗

iOAT 通常是经验性治疗,因为在目前的门诊情况下无法确诊每个 iOAT 患者生精障碍的病因。已经报道了许多治疗方法,根据作者的经验和文献综述最有效的方法都会在这里讲到。显然,这些疗法可能会改善大多数患者的精子计数,但不是所有,这些疗法应该作为对症治疗的方法。例如,只要给予患者这些治疗后,精子计数会提高;但当治疗停止后,精子计数则迅速下降。所以治疗应给予至少 3 个月,因为从干细胞达到最终状态的成熟精子需要 61 天左右[43]。可以根据精液分析的结果进行一个粗略的治疗方法分类。

9.6.1　特发性弱畸形精子症

服用辅酶 Q10 100 mg,每日 2 次,至少治疗 3 个月。辅酶 Q10 是一种脂溶性抗氧化剂,应在饭后服用,并且盖伦制剂(Galenic preparations)应使用脂溶性辅料(如可可油)[44]。

9.6.2　精子密度＞500 万/ml 的少弱畸形精子症

服用左旋肉碱 1 g,每日 2 次,加上乙酰左旋肉碱 500 mg,每日 2 次,以及辛诺昔康 30 mg,主餐后每 4 日 1 片,这些药物都是抗氧化药物[45,46]。

9.6.3 FSH ＜2 mIU/ml 的精子异常

肌内注射重组卵泡刺激素(FSH)100～300 IU,每 2 日 1 次。FSH 促进睾丸支持细胞的功能以及精子发生[47,48]。

9.6.4 T/E₂＜10 的精子异常

这些精子异常在使用来曲唑(2.5 mg/d)或阿那曲唑(1 mg/d)治疗后精子计数会增加。T/E_2＜10 的非梗阻性无精子症患者在使用来曲唑或阿那曲唑治疗后精子计数也会增加。来曲唑、阿那曲唑是一类新的属于非甾体类的用于乳腺癌治疗的激素靶向药物。它们可逆地抑制能使脂肪组织中雄激素前体转化为 E_2 的芳香化酶,阻断雌激素分泌造成血液中促性腺激素和雄激素水平的增加同时伴有 E_2 降低,进而导致精子发生启动[49,50]。

9.7 预后

因为这些疗法都是经验性疗法,很难判断患者的预后。然而抗氧化药物和芳香抑制剂显著减少可能需要辅助生殖技术才能实现怀孕的夫妇[51]。

参考文献

1. Cavallini G (2006) Male idiopathic oligoasthenoteratospermia. Asian J Androl 8：143 - 157
2. World Health Organization (2010) WHO manual for the examination and processing of human semen, 5th edn. Cambridge University Press, Cambridge
3. Burton A (2013) Study suggests long-term decline in French sperm quality. Environ Health Perspect 121：46 - 47
4. Saleh RA, Agarwal A, Nelson DR, Nada EA, El-Tonsy MH, Alvarez JG, Thomas AJ Jr, Sharma RK (2002) Increased sperm nuclear DNA damage in normozoospermic infertile men: a prospective study. Fertil Steril 78：313 - 318
5. Jensen M, Leffers H, Petersen JH, Nyboe Andersen A, Jørgensen N, Carlsen E, Jensen TK, Skakkebaek NE, Rajpert-De Meyts E (2004) Frequent polymorphism of the mitochondrial DNA polymerase gamma gene [POLG] in patients with normal spermiograms and unexplained subfertility. Hum Reprod 19：65 - 70
6. Esteves SC (2013) A clinical appraisal of the genetic basis in unexplained male infertility. J Hum Reprod Sci 6：176 - 182
7. Cavallini G, Crippa A, Magli MC, Cavallini N, Ferraretti AP, Gianaroli L (2008) A study to sustain the hypothesis of the multiple genesis of oligoasthenoteratospermia in human idiopathic infertile males. Biol Reprod 79：667 - 673
8. Kidd SA, Eskenazi B, Wyrobek AJ (2001) Effects of male age on semen quality and fertility: a review of the literature. Fertil Steril 75：237 - 248
9. Zhu QX, Meads C, Lu ML, Wu JQ, Zhou WJ, Gao ES (2011) Turning point of age for semen quality: a population-based study in Chinese men. Fertil Steril 96：572 - 576
10. Carpino A, Sisci D, Aquila S, Salerno M, Siciliano L, Sessa M, Andò S (1994) Adnexal

gland secretion markers in unexplained asthenozoospermia. Arch Androl 32: 37 – 43

11. ELzanaty S, Malm J, Giwercman A (2004) Visco-elasticity of seminal fluid in relation to the epididymal and accessory sex gland function and its impact on sperm motility. Int J Androl 27: 94 – 100

12. Rossato M, Balercia G, Lucarelli G, Foresta C, Mantero F (2002) Role of seminal osmolarity in the reduction of human sperm motility. Int J Androl 25: 230 – 235

13. Ariel M, Robinson E, McCarrey JR, Cedar H (1995) Gamete-specific methylation correlates with imprinting of the murine Xist gene. Nat Genet 9: 312 – 315

14. Rotondo JC, Selvatici R, Di Domenico M, Marci R, Vesce F, Tognon M, Martini F (2013) Methylation loss at H19 imprinted gene correlates with methylenetetrahydrofolate reductase gene promoter hypermethylation in semen samples from infertile males. Epigenetics 8: 990 – 997

15. Eggert-Kruse W, Rohr G, Demirakca T, Rusu R, Näher H, Petzoldt D, Runnebaum B (1997) Chlamydial serology in 1303 asymptomatic subfertile couples. Hum Reprod 12: 1464 – 1475

16. Schlehofer JR, Boeke C, Reuland M, Eggert-Kruse W (2012) Presence of DNA of adenoassociated virus in subfertile couples, but no association with fertility factors. Hum Reprod 27: 770 – 778

17. Schlecht U, Demougin P, Koch R, Hermida L, Wiederkehr C, Descombes P, Pineau C, Jégou B, Primig M (2004) Expression profiling of mammalian male meiosis and gametogenesis identifies novel candidate genes for roles in the regulation of fertility. Mol Biol Cell 15: 1031 – 1043

18. Mäkelä S, Eklund R, Lähdetie J, Mikkola M, Hovatta O, Kere J (2005) Mutational analysis of the human SLC26A8 gene: exclusion as a candidate for male infertility due to primary spermatogenic failure. Mol Hum Reprod 11: 129 – 132

19. O'Flynn O'Brien KL, Varghese AC, Agarwal A (2010) The genetic causes of male factor infertility: a review. Fertil Steril 93: 1 – 12

20. Ferlin A, Raicu F, Gatta V, Zuccarello D, Palka G, Foresta C (2007) Male infertility: role of genetic background. Reprod Biomed Online 14: 734 – 745

21. Kasai T, Ogawa K, Mizuno K, Nagai S, Uchida Y, Ohta S, Fujie M, Suzuki K, Hirata S, Hoshi K (2002) Relationship between sperm mitochondrial membrane potential, sperm motility, and fertility potential. Asian J Androl 4: 97 – 103

22. Marchetti C, Jouy N, Leroy-Martin B, Defossez A, Formstecher P, Marchetti P (2004) Comparison of four fluorochromes for the detection of the inner mitochondrial membrane potential in human spermatozoa and their correlation with sperm motility. Hum Reprod 19: 2267 – 2276

23. Kao SH, Chao HT, Liu HW, Liao TL, Wei YH (2004) Sperm mitochondrial DNA depletion in men with asthenospermia. Fertil Steril 82: 66 – 73

24. Song GJ, Lewis V (2008) Mitochondrial DNA integrity and copy number in sperm from infertile men. Fertil Steril 90: 2238 – 2244

25. Odabas O, Atilla MK, Yilmaz Y, Sekeroglu MR, Sengul E, Aydin S (2002) Luteinizing hormone pulse frequency and amplitude in azoospermic, oligozoospermic and normal fertile men in Turkey. Asian J Androl 4: 156 – 158

26. Ramanujam LN, Liao WX, Roy AC, Ng SC (2000) Association of molecular variants of luteinizing hormone with male infertility. Hum Reprod 15: 925 – 928

27. Andersson AM, Jørgensen N, Frydelund-Larsen L, Rajpert-De Meyts E, Skakkebaek NE (2004) Impaired Leydig cell function in infertile men: a study of 357 idiopathic infertile men and 318 proven fertile controls. J Clin Endocrinol Metab 89: 3161 – 3167

28. Zhang Q, Bai Q, Yuan Y, Liu P, Qiao J (2010) Assessment of seminal estradiol and testosterone levels as predictors of human spermatogenesis. J Androl 31: 215 - 220

29. Gennari L, Masi L, Merlotti D, Picariello L, Falchetti A (2004) A polymorphic CYP19 TTTA repeat influences aromatase activity and estrogen levels in elderly men: effects on bone metabolism. J Clin Endocrinol Metab 89: 2803 - 2810

30. Hammoud AO, Griffin J, Meikle AW, Gibson M, Peterson CM (2010) Association of aromatase [TTTAn] repeat polymorphism length and the relationship between obesity and decreased sperm concentration. Hum Reprod 25: 3146 - 3151

31. Chen SJ, Allam JP, Duan YG, Haidl G (2013) Influence of reactive oxygen species on human sperm functions and fertilizing capacity including therapeutical approaches. Arch Gynecol Obstet 288: 191 - 199

32. Aitken RJ, Baker MA (2013) Causes and consequences of apoptosis in spermatozoa: contributions to infertility and impacts on development. Int J Dev Biol 57: 265 - 272

33. Alam MS, Ohsako S, Tay TW, Tsunekawa N, Kanai Y, Kurohmaru M (2010) Di[n-butyl] phthalate induces vimentin filaments disruption in rat Sertoli cells: a possible relation with spermatogenic cell apoptosis. Anat Histol Embryol 39: 186 - 193

34. Li YJ, Song TB, Cai YY, Zhou JS, Song X, Zhao X, Wu XL (2009) Bisphenol A exposure induces apoptosis and upregulation of Fas/FasL and caspase-3 expression in the testes of mice. Toxicol Sci 108: 427 - 436

35. Shaha C, Tripathi R, Mishra DP (2010) Male germ cell apoptosis: regulation and biology. Philos Trans R Soc Lond B Biol Sci 365: 1501 - 1515

36. Wang C, Cui YG, Wang XH, Jia Y, Sinha Hikim A, Lue YH, Tong JS, Qian LX, Sha JH, Zhou ZM, Hull L, Leung A, Swerdloff RS (2007) Transient scrotal hyperthermia and levonorgestrel enhance testosterone-induced spermatogenesis suppression in men through increased germ cell apoptosis. J Clin Endocrinol Metab 92: 3292 - 3304

37. Xu G, Zhou G, Jin T, Zhou T, Hammarström S, Bergh A, Nordberg G (1999) Apoptosis and p53 gene expression in male reproductive tissues of cadmium exposed rats. Biometals 12: 131 - 139

38. Nie DS, Liu Y, Juan H, Yang X (2013) Overexpression of human SPATA17 protein induces germ cell apoptosis in transgenic male mice. Mol Biol Rep 40: 1905 - 1910

39. Jeyaraj DA, Grossman G, Petrusz P (2003) Dynamics of testicular germ cell apoptosis in normal mice and transgenic mice overexpressing rat androgen-binding protein. Reprod Biol Endocrinol 12: 48 - 49

40. Gutti RK, Tsai-Morris CH, Dufau ML (2008) Gonadotropin-regulated testicular helicase [DDX25], an essential regulator of spermatogenesis, prevents testicular germ cell apoptosis. J Biol Chem 283: 17055 - 17064

41. Kosir R, Juvan P, Perse M, Budefeld T, Majdic G, Fink M, Sassone-Corsi P, Rozman D (2012) Novel insights into the downstream pathways and targets controlled by transcription factors CREM in the testis. PLoS One 7(2): e31798. doi: 10.1371/journal.pone.0031798

42. Liu Z, Zhou S, Liao L, Chen X, Meistrich M, Xu J (2010) Jmjd1a demethylase-regulated histone modification is essential for cAMP-response element modulator-regulated gene expression and spermatogenesis. J Biol Chem 285: 2758 - 2770

43. Anawalt BD (2013) Approach to male infertility and induction of spermatogenesis. J Clin Endocrinol Metab 98: 3532 - 3542

44. Safarinejad MR, Safarinejad S, Shafiei N, Safarinejad S (2012) Effects of the reduced form of coenzyme Q10 (ubiquinol) on semen parameters in men with idiopathic infertility: a doubleblind, placebo controlled, randomized study. J Urol 188: 526 - 531

45. Cavallini G, Ferraretti AP, Gianaroli L, Biagiotti G, Vitali G (2004) Cinnoxicam and L-

carnitine/acetyl-L-carnitine treatment for idiopathic and varicocele-associated oligoasthenospermia. J Androl 25: 761 - 770

46. Cavallini G, Magli MC, Crippa A, Ferraretti AP, Gianaroli L (2012) Reduction in sperm aneuploidy levels in severe oligoasthenoteratospermic patients after medical therapy: a preliminary report. Asian J Androl 14: 591 - 598

47. Foresta C, Bettella A, Merico M, Garolla A, Ferlin A, Rossato M (2002) Use of recombinant human follicle-stimulating hormone in the treatment of male factor infertility. Fertil Steril 77(2): 238 - 244

48. Paradisi R, Natali F, Fabbri R, Battaglia C, Seracchioli R, Venturoli S (2013) Evidence for a stimulatory role of high doses of recombinant human follicle-stimulating hormone in the treatment of male-factor infertility. Andrologia. doi: 10. 1111/and. 12194. [Epub ahead of print]

49. Schlegel PN (2012) Aromatase inhibitors for male infertility. Fertil Steril 98: 1359 - 1362

50. Cavallini G, Biagiotti G, Bolzon E (2013) Multivariate analysis to predict letrozole efficacy in improving sperm count of non-obstructive azoospermic and cryptozoospermic patients: a pilot study. Asian J Androl 15: 806 - 811

51. Comhaire F, Decleer W (2012) Comparing the effectiveness of infertility treatments by numbers needed to treat (NNT). Andrologia 44: 401 - 404

肥胖与男性不育

10

Carlo Maretti

张国辉 译,彭 靖 审校

10.1 定义

　　不育症指夫妇未采取任何避孕措施、同居有性生活 1 年以上而配偶未怀孕[1]。不育症与不育性是两个不同的概念,不育性是指永久地失去生育能力,而不育症是指由于一个或多个干扰因素导致的永久地或暂时地失去生育能力[1]。近几十年来,男性精液质量与 1999 年 WHO 制定的分类标准相比已显著下降。2010 年 WHO 对正常精液的定义(表 10.1)为精子密度≥1 500 万/ml,前向运动精子率≥32%,正常形态精子≥4%。对于各个指标,按百等分排列,第 5 百分位的人仅能达到最低值。即每 100 人中,有 95 人能够满足这一标准。换言之,如仅考虑形态学,仅有 5% 的人满足 4% 的精子是正常形态的[2]。

表 10.1 WHO 正常精液参数[2]

WHO 正常精液参数	1999 年版	2010 年版
体积	≥2 ml	≥1.5 ml
密度	2 000 万/ml	1 500 万/ml
精子总量	4 000 万	3 900 万
总活力	≥50%	≥40%
前向运动精子率	≥25%	≥32%
正常形态精子	≥30%	≥4%
存活率	≥50%	≥58%

　　肥胖指的是不正常或过多的脂肪堆积达到危及健康的程度。肥胖是导致不育的重要因素[3]。

肥胖是由热量摄入与消耗失衡而导致机体脂肪堆积的多因素疾病。肥胖程度通过体质指数(BMI)来衡量。BMI 是一个生物计量数据,即体重(kg)除以身高(m)的平方。BMI 可用来指示理想体重(表 10.2)[4]。

表 10.2　体质指数(BMI)的世界分类标准[4]　　　　　　　(kg/m^2)

类　　别	主 要 界 值	附 加 界 值
偏瘦	<18.50	<18.50
重度偏瘦	<16.00	<16.00
中度偏瘦	16.00～16.99	16.00～16.99
轻度偏瘦	17.00～18.49	17.00～18.49
正常	18.50～24.99	18.50～22.99 23.00～24.99
超重	≥25.00	≥25.00
肥胖前期	25.00～29.99	25.00～27.49 27.50～29.99
肥胖	≥30.00	≥30.00
Ⅰ级肥胖	30.00～34.99	30.00～32.49 32.50～34.99
Ⅱ级肥胖	35.00～39.99	35.00～37.49 37.50～39.99
Ⅲ级肥胖	≥40.00	≥40.00

10.2　流行病学

由男方因素导致夫妻不育的占 25.5%[5]。BMI 是一个广泛应用的评估身体脂肪量的简单指标。不同年龄与性别的人群健康的 BMI 范围不同。对于儿童与青少年,肥胖指的是 BMI 大于第 95 百分位数。儿童肥胖的脂肪分布均匀,通常累及全身,包括上、下肢。而成年人肥胖,脂肪呈典型的中央型分布而不累及上、下肢。在发达国家,肥胖是最常见的疾病之一,且发病率逐年升高。根据 WHO 的数据,54%的成年人超重,其中 25%达到了肥胖的标准[4]。不育导致出生率急剧下降,尤其是在高度发达的国家。美国流行病学研究显示,通过记录严重的肥胖发病率,自 1936 年起,发达国家男性生育能力已逐渐降低。在过去的 70 年里,精液质量逐渐降低,弱精子症在男性人群中的发病率在 15%～18%[3](表 10.3)。

表 10.3　夫妻不育的原因[5]

原　　因	百分比(%)
男性因素	25.5
排卵内分泌所致的不育	16.9
子宫内膜异位症	6.0
男性或女性的因素	17.3
未知原因的不育	29.1
其他	5.3

大量的医学文献及数据表明,男性生育能力的降低取决于营养因素[6-8]。BMI 与调节男性生育能力的主要激素呈负相关,肥胖患者雌激素水平高而 FSH、LH、抑制素 B、总睾酮和游离睾酮低[9-11]。许多研究表明,BMI 升高将导致精子密度降低(少精子症)、运动性减弱(弱精子症)、精子形态学异常(畸形精子症),且可导致精子 DNA 碎片增多(表 10.4)[23-25]。

表 10.4　有关肥胖与男性不育的科学证据

研究者	病例数	人　群	结果/结论	BMI 与不育相关与否
Eisenberg 等[12]	501	不育与环境的追踪性调查中的夫妻	精子指标无变化 精子细胞中无 DNA 片段化	否
Jensen 等[13]	701	年轻男性军人的横断面研究	摄入大量的饱和脂肪酸导致精子密度降低和数量减少	是
Attaman 等[14]	99	去生育门诊就诊的男性	摄入 ω-3 脂肪酸与精子形态正相关	是
Fariello 等[15]	305	横断面研究中的男性患者	前向运动精子数量减少 精子 DNA 片段化增加	是
Rybar 等[16]	153	不育夫妻中的男性	精子指标无变化	否
Martini 等[17]	794	应用盲法的前瞻性研究中的男性患者	肥胖对精子质量有危害	是
Safarinejad[18]	160	生育能力正常与不育的男性	摄入 ω-3 脂肪酸与精子指标正相关	是

续　表

研究者	病例数	人　群	结果/结论	BMI 与不育相关与否
Chavarro 等[19]	483	不育夫妻中的男性	少精子症 BMI >35 导致精子减少 精子细胞片段化	是
Hofny 等[20]	122	生育能力正常与不育的肥胖男性	精子数量减少与活力降低 异形精子增多,性激素水平改变	是
Pauli 等[21]	87	BMI 16.1~7.0 kg/m²	与精子指标、生育能力降低无明显关系	是/否
Agbaje 等[22]	56	男性 2 型糖尿病患者	DNA 片段化、精液量减少	是

10.3　病因学

生育能力与生活方式有着很密切的联系[26]。事实上,男性生育能力也与营养因素相关[6]。肥胖患者的能量摄入长期大于能量消耗,但造成这一改变的原因仍不清楚。然而,可以阐明人类调节能量平衡的病理生理学机制,即通过持续的体重调节和平衡体脂与肌肉组织的含量来调节能量平衡[27]。

据报道,与正常体重的男性相比,接近 50% 的超重和肥胖男性存在生育能力低下的情况[21]。即使去除疾病、年龄、吸烟、饮酒、配偶为肥胖患者等多种因素外,这一情况仍然存在[3]。肥胖与生精能力低、精子质量差、正常形态精子率低关系紧密[23]。男性的饮食,尤其是摄入脂肪的数量和种类与精液质量相关。研究显示[14],摄入较多 ω-3 多不饱和脂肪酸(鱼及植物油中含量较高)的男性,其精子质量较摄入量少的男性要高。含饱和脂肪酸高的饮食会导致精子数量减少,而含 ω-3 脂肪酸多的饮食将改善精子的形态。摄入较多饱和脂肪酸的男性比摄入较少饱和脂肪酸的男性的精子总量低 35%,精子密度低 38%[13]。许多研究探讨了 BMI 与精液质量的关系,然而得出的结论仍不一致(表 10.4)。造成肥胖患者性腺功能低下的机制仍不完全清楚,但胰岛素或脂肪组织释放的其他激素有可能在调节垂体 LH 的产生中发挥了作用[22]。在男性中,肥胖导致不育的一个主要因素是芳香酶的高活性。芳香酶在白色脂肪组织中含量较高,它可以将睾酮转化为雌二醇。雌二醇浓度的升高与脂肪组织的含量成正比,而雌激素可以负反馈调节垂体分泌 FSH 与 LH,FSH 与 LH 是精子正常生长与分化所需的基本激素[28]。白色脂肪组织是瘦素合成的主要场所,瘦素是调节能量稳定与体重的激素,可在中枢神经系统水平调节能量的摄入与消耗。因此,由于能量过剩造成的脂肪含量增加将导致激素分泌的增多。血浆中瘦素的循环浓度与机体脂肪含量相当。肥胖男性雄激素水平的降低与肥胖程度成比例,瘦素的大量产生可以降低雄激素水平。此外,睾丸组织中含有雄激素受体,这将直接影响精子功能[20]。

脂肪组织的另一个可以影响男性生育能力的特点即产生抵抗素,抵抗素与胰岛素抵抗相关。肥胖患者血浆中这一细胞因子是升高的[29]。高胰岛素血症可以抑制精子的产生,导致精子 DNA 退化,这不仅会降低生育能力,而且会增加配偶自然流产的发病率[22]。

肥胖和糖尿病都是胰岛素抵抗状态。这两种疾病存在不同的氧化应激、蛋白质糖化和细胞过程异常,这些会导致内皮细胞功能紊乱、血管炎症反应和内环境稳态失衡,进一步导致微循环功能紊乱[22]。大量的科学证据表明,超重或肥胖的男性经常遭受勃起功能障碍(ED)的折磨,这也是导致不育的一个因素。案牍生活、久坐、下腹部脂肪堆积可能会使睾丸温度升高至机体核心温度,从而降低男性生育能力[30]。

过量摄入可代谢食物,尤其是碳水化合物和脂肪,会抑制机体功能,使其进入氧化应激状态,从而不利于生殖系统。对于健康人,体内氧化应激机制和抗氧化防御处于一个平衡状态。正常情况下,活性氧自由基(ROS)的毒性潜能可被抗氧化因子组成的复杂系统中和,这也展示了机体防御功能的病理生理机制。氧化因子和抗氧化防御之间的关系称为氧化平衡。氧化应激是当促氧化因子(药物、毒性物质、放射物、炎症等)超过内源性(酶类,如超氧化物歧化酶、辅酶 Q10、过氧化氢酶、过氧化物酶等)和外源性(食物中的抗氧化物)抗氧化防御物质时产生的一种生物学损伤的表现。肥胖是一种病理状态,可导致精子中 ROS 升高,引起氧化应激反应,进而降低精子质量。在过去的几年里,男科专家在男性不育症的诊断和治疗方面的关注点,主要集中于 ROS 对精子细胞中富含多不饱和脂肪酸的细胞膜的损伤在男性不育症的发病中所起的作用。因此,肥胖导致的 ROS 增多以及与之相关的氧化应激反应可能是引起精子细胞膜脂质过氧化损伤的原因[31,32]。摄入食物的数量和质量均可影响男性生育能力。近些年,人们越来越关注所谓的干扰内分泌的物质,这些物质与内源性激素有着相似的结构,因此它们本身可以模拟这些激素,与相应的跨膜蛋白相互作用。由于吸烟、污水排放、杀虫剂使用不当而直接喷洒到食物上等原因释放到环境中的大量污染物,如多氯联苯、二噁英、多环芳烃、邻苯二甲酸酯、双酚 A、烷基酚、杀虫剂以及重金属(砷、镉、铅、汞),可以干扰正常的内分泌功能。这些物质能降低精子密度或质量从而导致生育问题[33]。

10.4 诊断与治疗

儿童时期开始的预防是保护和维系男性生育能力的重要因素。吸烟、肥胖或消瘦、环境污染物、缺乏或过度运动都是影响男性性健康和生殖健康的主要危险因素[34]。

在 2 岁之前使用静脉营养不但会导致脂肪细胞的增生与肥大,还会导致成年后的肥胖[35]。男性不育症最佳的治疗方法源于正确的诊断。男科专家通过对不育症患者的详细诊断可以确定最佳的药物和(或)手术治疗方案,且对于最终是否将这对夫妻送至医疗辅助生殖中心有着重要作用。肥胖通常与代谢异常(糖尿病、高血压、血脂异常、高尿酸血症)相关,这些代谢异常是心血管疾病的重要危险因素,而且可以影响男性性健康、生殖健康和心理健康。因此,在病态肥胖的诊断时,称体重、检查与患者家族史有关的重要指标、测量患者腰围和血压以及做一些实验室检查对正确认识问题所在有着重要意义[35]。糖耐量、血脂、激素水平和精液检查等实验室检查具有重要意义。实际上,通过测定 FSH、LH、雌二醇、总睾酮和精液检查(WHO 2010 标准,表 10.1)评估下丘脑-垂体-性腺轴的功能非常有必要[17]。

一旦明确了患者的临床病史、健康状况、行为和饮食习惯,针对不同病理过程的治疗也即将开始。由于肥胖症是一种能量消耗与摄入失衡的状况,饮食疗法和身体锻炼需成为康复方案的一部分。降低体重(减轻最初体重的5%~10%)可以降低发病率与死亡率;持续的体重减轻可以改善所有的代谢综合征指标,尤其是内脏脂肪的减少可以改善男性生殖功能[35]。此外,心理学评估也很重要,改善生育能力可以是减肥的强大动力[36]。膳食抗氧化物可以减轻患有不育症的肥胖患者的精子 DNA 损伤[37]。

对于一个患有肥胖症、糖尿病或代谢综合征、生育能力低下且患有低促性腺素性功能低下症的患者,应用抗雌激素药物或芳香酶抑制剂是一个有效的治疗方案,如果治疗方案正确,可以改善精液的数量及质量指标。抗雌激素药物具有与下丘脑及外周的雌激素受体竞争结合的能力,从而诱导血浆促性腺激素水平的升高,进而使睾丸内睾酮水平升高[38]。这些药物对于精子形成的药理学作用可以通过 FSH、LH 和睾酮水平的升高而放大。然而,其对于精子形成的直接作用也不容忽视。最早应用的抗雌激素药物是克罗米芬酸盐,近几年已被枸橼酸他莫昔芬取代[39]。雌二醇是由睾酮转变而来的,这一过程由芳香酶系统介导,可在睾丸组织中进行,也可以在外周组织中进行,尤其是脂肪组织。睾内酯是芳香酶的抑制剂,可以通过两个机制改善睾丸功能:降低雌二醇浓度;通过抑制雌激素的负反馈调节作用刺激垂体分泌促性腺激素。阿那曲唑是芳香酶的选择性抑制剂,在 1 mg/d 的剂量时或来曲唑(2.5 mg/d)对精子形成的作用与睾内酯相当[28]。

这些药物的应用非常有趣,尤其是对于睾酮/雌二醇比异常的患者,如肥胖症患者。由于目前研究的样本量较小,对这些药物用于治疗肥胖症患者不育症的效果仍有待进一步的研究。

参考文献

1. Stephen EH, Chandra A (2006) Declining estimates of infertility in the nited States: 1982 - 2002. Fertil Steril 86(3): 516 - 523
2. World Health Organization (2010) WHO laboratory manual for the examination and processing of human semen, 5th edn. WHO Press, Geneva
3. Sallmén M, Sandler DP, Hoppin JA, Blair A, Baird DD (2006) Reduced fertility among overweight and obese men. Epidemiology 17(5): 520 - 523
4. World Health Organization (1998) Obesity: preventing and managing the global epidemic. Report of a WHO consultation on obesity. WHO Press, Geneva
5. Istituto Superiore di Sanità, Stato di attuazione della Legge N. 40/2004, in materia di rocreazione Medicalmente Assistita. 30 aprile 2008, http: //www.iss.it/binary/rpma/cont/Ministero%20Salute%20Anno%202007.1214558895.pdf . letto 10 febbraio 2013
6. Pusch H (1996) Environmental factors on male fertility. Fortschr Med 114(14): 172 - 174
7. Sharpe RM (2000) Environment, lifestyle and male infertility. Baillieres Best Pract Res Clin Endocrinol Metab 14(3): 489 - 503
8. Kumar S, Kumari A, Murarka S (2009) Lifestyle factors in deteriorating male reproductive health. Indian J Exp Biol 47(8): 615 - 624
9. Hammoud A, Gibson M, Hunt SC et al (2009) Effect of Roux-en-Y gastric bypass surgery on the sex steroids and quality of life in obese men. J Clin Endocrinol Metab 94(4): 1329 - 1332
10. Schneider G, Kirschner MA, Berkowitz R, Ertel NH (1979) Increased estrogen production in obese men. J Clin Endocrinol Metab 48(4): 633 - 638
11. Akingbemi BT (2005) Estrogen regulation of testicular function. Reprod Biol Endocrinol 3: 51
12. Eisenberg ML, Kim S, Chen Z, Sundaram R, Schisterman EF, Buck Louis GM (2014) The relationship between male BMI and waist circumference on semen quality: data from the LIFE study. Hum Reprod 29(2): 193 - 200
13. Jensen TK, Heitmann BL, Jensen MB, Halldorsson TI, Andersson AM, Skakkebæk NE, Joensen UN, Lauritsen MP, Christiansen P, Dalgård C, Lassen TH, Jørgensen N (2013) High dietary intake of saturated fat is associated with reduced semen quality among 701 young Danish men from the general population. Am J Clin Nutr 97(2): 411 - 418
14. Attaman JA, Toth TL, Furtado J, Campos H, Hauser R, Chavarro JE (2012) Dietary fat and semen quality among men attending a fertility clinic. Hum Reprod 27(5): 1466 - 1474
15. Fariello RM, Pariz JR, Spaine DM, Cedenho AP, Bertolla RP, Fraietta R (2012) Association between obesity and alteration of sperm DNA integrity and mitochondrial activity. BJU Int 110

(6): 863 - 867

16. Rybar R, Kopecka V, Prinosilova P, Markova P, Rubes J (2011) Male obesity and age in relationship to semen parameters and sperm chromatin integrity. Andrologia 43(4): 286 - 291

17. Martini AC, Tissera A, Estofán D, Molina RI, Mangeaud A, de Cuneo MF, Ruiz RD (2010) Overweight and seminal quality: a study of 794 patients. Fertil Steril 94(5): 1739 - 1743

18. Safarinejad MR (2011) Effect of omega - 3 polyunsaturated fatty acid supplementation on semen profile and enzymatic anti-oxidant capacity of seminal plasma in infertile men with idiopathic oligoasthenoteratospermia: a double-blind, placebo-controlled, randomised study. Andrologia 43(1): 38 - 47

19. Chavarro JE, Toth TL, Wright DL, Meeker JD, Hauser R (2010) Body mass index in relation to semen quality, sperm DNA integrity, and serum reproductive hormone levels among men attending an infertility clinic. Fertil Steril 93(7): 2222 - 2231

20. Hofny ER, Ali ME, Abdel-Hafez HZ, Kamal E - D, Mohamed EE, Abd El-Azeem HG, Mostafa T (2010) Semen parameters and hormonal profile in obese fertile and infertile males. Fertil Steril 94(2): 581 - 584

21. Pauli EM, Legro RS, Demers LM, Kunselman AR, Dodson WC, Lee PA (2008) Diminished paternity and gonadal function with increasing obesity in men. Fertil Steril 90(2): 346 - 351

22. Agbaje IM, Rogers DA, McVicar CM, McClure N, Atkinson AB, Mallidis C, Lewis SE (2007) Insulin dependant diabetes mellitus: implications for male reproductive function. Hum Reprod 22(7): 1871 - 1877

23. Fejes I, Koloszár S, Szöllosi J, Závaczki Z, Pál A (2005) Is semen quality affected by male body fat distribution? Andrologia 37(5): 155 - 159

24. Kort HI, Massey JB, Elsner CW et al (2006) Impact of body mass index values on sperm quantity and quality. J Androl 27(3): 450 - 452

25. Jensen TK, Andersson AM, Jørgensen N et al (2004) Body mass index in relation to semen quality and reproductive hormones among 1,558 Danish men. Fertil Steril 82(4): 863 - 870

26. Anderson K, Nisenblat V, Norman R (2010) Lifestyle factors in people seeking infertility treatment — a review. Aust N Z J Obstet Gynaecol 50(1): 8 - 20

27. Lau DC, Douketis JD, Morrison KM, Hramiak IM, Sharma AM, Ur E (2007) 2006 Canadian clinical practice guidelines on the management and prevention of obesity in adults and children. CMAJ 176(8): S1 - S13

28. Schlegel PN (2012) Aromatase inhibitors for male infertility. Fertil Steril 98(6): 1359 - 1362

29. Comninos AN, Jayasena CN, Dhillo WS (2014) The relationship between gut and adipose hormones, and reproduction. Hum Reprod Update 20(2): 153 - 174

30. Feeley RJ, Traish AM (2009) Obesity and erectile dysfunction: is androgen deficiency the common link? Sci World J 9: 676 - 684

31. Noblanc A, Kocer A, Chabory E, Vernet P, Saez F, Cadet R, Conrad M, Drevet JR (2011) Glutathione peroxidases at work on epididymal spermatozoa: an example of the dual effect of reactive oxygen species on mammalian male fertilizing ability. J Androl 32(6): 641 - 650

32. Carrell DT (2010) Biology of spermatogenesis and male infertility. Syst Biol Reprod Med 56 (3): 205 - 206

33. Balabanič D, Rupnik M, Klemenčič AK (2011) Negative impact of endocrine-disrupting compounds on human reproductive health. Reprod Fertil Dev 23(3): 403 - 416

34. Barazani Y, Katz BF, Nagler HM, Stember DS (2014) Lifestyle, environment, and male reproductive health. Urol Clin North Am 41(1): 55 - 66

35. Keller KB, Lemberg L (2003) Obesity and the metabolic syndrome. Am J Crit Care 12(2): 167 - 170

36. Van Buren DJ, Sinton MM (2009) Psychological aspects of weight loss and weight mainte-

nance. J Am Diet Assoc 109(12): 1994 - 1996

37. Zini A, San Gabriel M, Baazeem A (2009) Antioxidants and sperm DNA damage: a clinical perspective. J Assist Reprod Genet 26(8): 427 - 432

38. Hammoud AO, Meikle AW, Reis LO, Gibson M, Peterson CM, Carrell DT (2012) Obesity and male infertility: a practical approach. Semin Reprod Med 30(6): 486 - 495

39. Moein MR, Tabibnejad N, Ghasemzadeh J (2012) Beneficial effect of tamoxifen on sperm recovery in infertile men with nonobstructive azoospermia. Andrologia 44(Suppl 1): 194 - 198

不明原因不育(男方因素) 11

Giorgio Cavallini

马　逸　译,彭　靖　审校

11.1　定义

不明原因不育(unexplained male infertility,UMI)是指精液分析正常的不育[1,2]。遗传缺陷通常被认为是 UMI 的原因之一。目前已发现,在辅助生殖技术(ART)中使用遗传缺陷精子与胚胎发育异常有关[3]。对男性不育进行评估时,须合理地发现并诊断 UMI。

11.2　流行病学

约 15%的不孕不育夫妇难以确定病因,这些患者即可能是 UMI[4]。

11.3　病因

遗传异常可能与 UMI 有关[1-3,5-8],并可分为以下几类:① 体细胞染色体缺陷;② 体细胞基因突变或多态性;③ 精子染色体异常;④ 表观遗传异常。

11.3.1　染色体缺陷

染色体易位可能导致不同状态的生精功能:从正常生精到完全的生精障碍[9]。染色体易位可发生在非同源染色体的片段交换。易位可以是平衡易位(平均地发生在无遗传信息或具有完全遗传信息的片段之间)或非平衡易位(染色体片段交换不平衡,导致遗传信息多余或减少)。罗伯逊易位(RT)是最常见的人类染色体结构平衡重排,由两条近端着丝粒染色体的长臂融合而形成。RT 发生时可形成一条大的中间着丝粒染色体和一条极小的易丢失的染色体,后者仅含很少量的基因。由于两条染色体发生融合而较小的染色体丢失,RT 核型仅有 45 条染色体。RT 发病率较高,约占不育男性的 1/1 000[10]。RT 携带者一般表型正常,但是表现为不育症(严重精液异常)[11]。然而在 UMI 不育患者中 RT 较少[12]。

11.3.2　基因突变

UMI 患者的基因突变包括精子阳离子通道(cation channel of sperm, CatSper)基因和精子线粒体基因突变。基因突变诊断依赖于分子遗传检查。

11.3.2.1　CatSper 基因

电压门控钙离子通道(CatSper 1~4)和氢离子通道是位于精子鞭毛关键部位的四种离子通道。人类精子上 CatSper 的活动可诱导胞内 pH 和 Ca^{2+} 升高,合适的 pH 和 Ca^{2+} 浓度对于在女性生殖道内的精子激活(高反应性)至关重要[13,14],并与精子透明带结合程度、顶体反应、去透明带穿卵反应、体外受精能力呈正相关[15]。有研究发现,UMI 患者中高反应状态精子数量异常减少与 CatSper 1 基因突变有关。CatSper 相关男性不育是染色体隐性遗传[16]。

11.3.2.2　精子线粒体脱氧核糖核酸基因变异

精子线粒体包含线粒体脱氧核糖核酸(mtDNA),位于精子尾部中段,以螺旋方式排列。mtDNA 编码 37 个基因,并调控三羧酸循环(氧化磷酸化)。mtDNA 不受组蛋白保护,而与线粒体内膜接触,此处呼吸链产生大量致突变的氧基[17,18]。因此,相对于核 DNA,mtDNA 更易于突变。

线粒体 DNA 多聚酶 γ(POLG)是关键的 mDNA 链修复酶,POLG 与 UMI 有关[19,20]。

11.3.3　精子染色体异常

与正常生育能力人群相比,不育患者精子染色体非整倍体增加 3 倍(约 3%)[21]。精子染色体非整倍体与严重精子缺陷、UMI、复发流产、体外受精失败以及新生儿染色体异常相关[21,22]。

11.3.4　表观遗传异常

表观遗传是从精子传递到胚胎的所有分子信息(不依赖 DNA 序列或结构)。表观遗传调控机制在理论上包括:① 中心体(centrosome);② DNA 甲基化;③ 组蛋白修饰;④ 染色质重塑;⑤ RNA 转录本。

组蛋白共价调控与一些胞核功能有关,如转录调控、染色质包装以及 DNA 甲基化。如果发生异常调控,组蛋白可能抑制正常的胚胎发生[23,24]。目前认为,对患者精子 DNA 浓缩/去浓缩或精子染色体荧光原位杂交的检测有一定的意义,但是这些检测可重复性较差,影响其临床应用[23,24]。

11.3.5　生精细胞剪接因子

在哺乳动物细胞中,mRNA 前体的选择性剪接比较普遍,这种剪接使得一个基因能够产生多个不同的 RNA 序列,从而增加转录组和蛋白质组的多样性。目前已知剪接调控异常与很多人类疾病相关,然而,一些调控组织特异选择性剪接的关键因子仍然未知。一项在小鼠中进行的男性不育无偏倚基因筛选中,作者发现一个调控单倍体生精细胞 mRNA 前体剪接和生育的关键因子: RNA 结合蛋白 RBM5 (RNA binding motif 5)。该基因编码一些凋亡相关蛋白,如 Caspase 2[25]、FAS 受体以及 c - FLIP[26]。目前认为,RBM5 男性生精细胞剪接因子异常可导致 UMI[27]。

11.3.6　染色体异态性

由于重复 DNA 的存在,基因组的某些部位易于发生异态性(heteromorphism)变化。一些方法可用于检测染色体的这些部位,通常可表现为不同的典型染色[28]。异态性这个词与多态性(polymorphism)以及正常变体(normal variant)同义。使用 G 显带检测的细胞遗传学多态性即可认为是染色体异态性,它包括 1、9、16 号和 Y 染色体的异染色质区域,以及近端着丝粒短臂、卫星片段以及染色体主要片段等[29]。不育患者特别是 UMI 患者的染色体异态性发生率较高,但是具体机制尚待阐明[30]。

11.4　诊断

一系列方法可用于检测 UMI 患者的遗传及表观遗传学缺陷(表 11.1)[30,31],然而这些检查并不是常规检查。对于 UMI 患者,尽管 ART 尚未完全普及,但是较为经济的遗传学评估是可行的。POLG 基因突变可通过测序分析明确,且该检测在临床上是可行的(www.transgenomic.com)。

表 11.1　UMI 的遗传检测[30,31]

检 测 项 目	目　　　的	样　本
细胞遗传学检测	评估染色体数目及外观	血液
基因测序	检测基因突变序列	血液
荧光原位杂交	检测精子细胞单倍体	精液
芯片技术	分析拷贝数变异,基因表达水平,单核苷酸多态性,精子 mRNA 转录本异常表达	精液、血液
二代测序	检测 DNA 突变	血液
胰蛋白酶吉姆萨显带	检测染色体多态性	血液

11.5 治疗

目前 UMI 的唯一治疗方式是 ART。需要注意的是，由于父系 mtDNA 并不遗传给后代，POLG 基因突变患者 ART 怀孕的预后是好的[11]。由于男性因素进行 ART 的患者中 UMI 患者约占一半。作者建议，UMI 患者若不堪忍受不育及由此需进行的实验室检查，可选择 ART。

参考文献

1. Hamada A，Esteves SC，Nizza M，Agarwal A（2012）Unexplained male infertility：diagnosis and management. Int Braz J Urol 38：576 – 594

2. Sigman M，Lipshultz L，Howard S（2009）Office evaluation of the subfertile male. In：Lipshultz LI，Howards SS，Niederberger CS（eds）Infertility in the male，4th edn. Cambridge University Press，Cambridge，pp 153 – 176

3. Aitken RJ，Koopman P，Lewis SE（2004）Seeds of concern. Nature 432：48 – 52

4. Esteves SC，Zini A，Aziz N，Alvarez JG，Sabanegh ES Jr，Agarwal A（2012）Critical appraisal of world health organization's new reference values for human semen characteristics and effect on diagnosis and treatment of subfertile men. Urology 79：16 – 22

5. Hamada A，Esteves SC，Agarwal A（2012）Genetics and male infertility. In：Dubey AK（ed）Infertility，diagnosis，management and IVF，1st edn. Jaypee Medical Publishers Inc.，New Delhi，pp 113 – 157

6. Bailey JA，Gu Z，Clark RA，Reinert K，Samonte RV，Schwartz S（2002）Recent segmental duplications in the human genome. Science 297：1003 – 1007

7. Hargreave TB（2000）Genetic basis of male fertility. Br Med Bull 56：650 – 671

8. Matzuk MM，Lamb DJ（2002）Genetic dissection of mammalian fertility pathways. Nat Cell Biol 4：41 – 49

9. Georgiou I，Syrrou M，Pardalidis N，Karakitsios K，Mantzavinos T，Giotitsas N et al（2006）Genetic and epigenetic risks of intracytoplasmic sperm injection method. Asian J Androl 8：643 – 673

10. Ferlin A，Raicu F，Gatta V，Zuccarello D，Palka G，Foresta C（2007）Male infertility：role of genetic background. Reprod Biomed Online 14：734 – 745

11. Dada R，Thilagavathi J，Venkatesh S，Esteves SC，Agarwal A（2011）Genetic testing in male infertility. Open Reprod Sci J 3：42 – 56

12. Conn CM，Cozzi J，Harper JC，Winston RM，Delhanty JD（1999）Preimplantation genetic diagnosis for couples at high risk of Down syndrome pregnancy owing to parental translocation or mosaicism. J Med Genet 36：45 – 50

13. Lishko PV，Kirichok Y（2010）The role of Hv1 and CatSper channels in sperm activation. J Physiol 588：4667 – 4672

14. Carlson AE，Burnett LA，del Camino D，Quill TA，Hille B，Chong JA（2009）Pharmacological targeting of native CatSper channels reveals a required role in maintenance of sperm hyperactivation. PLoS One 4：e6844

15. Esteves SC，Verza S Jr（2011）Relationship of in vitro acrosome reaction to sperm function：an update. Open Reprod Sci J 3：72 – 84

16. Hildebrand MS，Avenarius MR，Fellous M，Zhang Y，Meyer NC，Auer J（2010）Genetic male infertility and mutation of CATSPER ion channels. Eur J Hum Genet 18：1178 – 1184

17. Venkatesh S, Deecaraman M, Kumar R, Shamsi MB, Dada R (2009) Role of reactive oxygen species in the pathogenesis of mitochondrial DNA (mtDNA) mutations in male infertility. Indian J Med Res 129: 127 – 137

18. Richter C, Suter M, Walter PB (1998) Mitochondrial free radical damage and DNA repair. Biofactors 7: 207 – 208

19. Rovio AT, Marchington DR, Donat S, Schuppe HC, Abel J, Fritsche E (2001) Mutations at the mitochondrial DNA polymerase (POLG) locus associated with male infertility. Nat Genet 29: 261 – 262

20. Jensen M, Leffers H, Petersen JH, Nyboe Andersen A, Jørgensen N, Carlsen E (2004) Frequent polymorphism of the mitochondrial DNA polymerase gamma gene (POLG) in patients with normal spermiograms and unexplained subfertility. Hum Reprod 19: 65 – 70

21. Moosani N, Pattinson HA, Carter MD, Cox DM, Rademaker AW, Martin RH (1995) Chromosomal analysis of sperm from men with idiopathic infertility using sperm karyotyping and fluorescence *in situ* hybridization. Fertil Steril 64: 811 – 817

22. Tempest HG, Martin RH (2009) Cytogenetic risks in chromosomally normal infertile men. Curr Opin Obstet Gynecol 21: 223 – 227

23. Carrell DT, Emery BR, Hammoud S (2007) Altered protamine expression and diminished spermatogenesis: what is the link? Hum Reprod Update 13: 313 – 327

24. Nanassy L, Carrell DT (2008) Paternal effects on early embryogenesis. J Exp Clin Assist Reprod 5: 2

25. Fushimi K, Ray P, Kar A, Wang L, Sutherland LC et al (2008) Up-regulation of the proapoptotic caspase 2 splicing isoform by a candidate tumor suppressor, RBM5. Proc Natl Acad Sci U S A 105: 15708 – 15713.doi: 10.1073/pnas.0805569105

26. Bonnal S, Martinez C, Forch P, Bachi A, Wilm M et al (2008) RBM5/Luca – 15/H37 regulates Fas alternative splice site pairing after exon definition. Mol Cell 32: 81 – 95

27. O'Bryan MK, Clark BJ, McLaughlin EA, D'Sylva RJ, O'Donnell L et al (2013) RBM5 is a male germ cell splicing factor and is required for spermatid differentiation and male fertility. PLoS Genet 9(7): e1003628

28. Babu A, Agarwal AK, Verma S (1998) A new approach in recognition of heterochromatic regions of human chromosomes by means of restriction endonucleases. Am J Hum Genet 42: 60 – 65

29. Brothman AR, Schneider NR, Saikevych I, Cooley LD, Butler MG, Patil S, Mascarello JT, Rao KW, Dewald GW, Park JP, Persons DL, Wolff DJ, Vance GH, Cytogenetics Resource Committee, College of American Pathologists/American College of Medical Genetics (2006) Cytogenetic heteromorphisms: survey results and reporting practices of giemsa-band regions that we have pondered for years. Arch Pathol Lab Med 130: 947 – 949

30. Sahin FI, Yilmaz Z, Yuregir OO, Bulakbasi T, Ozer O, Zeyneloglu HB (2008) Chromosome heteromorphisms: an impact on infertility. J Assist Reprod Genet 25: 191 – 195

31. Esteves SC (2013) A clinical appraisal of the genetic basis in unexplained male infertility. J Hum Reprod Sci 6: 176 – 182

炎症性不育

12

Giorgio Cavallini and Gianni Paulis

潘成双 译，彭 靖 审校

12.1 定义

炎症性不育是指由男性泌尿生殖系统炎症引起的可治愈的不育症[1]。10%～15%的不育男性患有生殖道炎症。排除尿道炎和（或）膀胱炎后，如果精液中白细胞浓度>10^6/ml 即表明有炎症[2]。近来普遍认为，即使精液中未见明显白细胞，但前列腺等相关组织中白细胞浓度高，则有可能与男性不育症/异常精子症有关[3]。精液培养细菌集落数>10^3/ml 可明确为菌精症[2]。

临床研究提出质疑：附睾炎和睾丸炎若未引起输精管道梗阻，是否会对男性生育造成不良影响[4]，还指出单纯睾丸炎是否对生育产生不良影响。事实上，炎症是免疫保护的重要组成部分之一。在接触病原体抗原时，炎症反应细胞释放信号分子（炎性细胞因子），以正反馈的形式募集更多的巨噬细胞和粒细胞到炎症部位。为避免炎症损伤，另一组信号分子具有信号关闭功能[5]。然而，如果破坏睾丸的免疫应答，则精子生成会受到严重影响，这表明免疫系统在生育能力方面具有保护作用[6,7]。

此外，睾丸巨噬细胞在防御入侵的微生物和"睾丸免疫豁免"之间发挥重要平衡作用。"睾丸免疫豁免"可以用来保护青春期后减数分裂过程产生的单倍体生殖细胞，逃过抗原识别，建立自体耐受。虽然睾丸巨噬细胞具有许多典型的巨噬细胞特点，诸如有效的抗原呈递、吞噬功能和 Fc 受体与主要组织相容性复合体Ⅱ类受体表征等[8]，但是它们更像一个 2 型巨噬细胞，这种细胞炎症反应不明显，且 T 细胞活化能力也降低[9]。

因此，大多数所谓的炎症性不育是由前列腺炎引起的，附睾炎影响不大。

12.2 附睾炎

急性附睾炎分为两类：性传播性附睾炎和非性传播性附睾炎[10,11]。

（1）性传播性附睾炎（通常与尿道炎相关）最常见的是由淋病奈瑟球菌或

沙眼衣原体引起的,常发生于 35 岁以下的性活跃期的成年男性。

(2) 非性传播性附睾炎常与尿路感染相关,经常发生在超过 35 岁的成年人或者近期接受过尿检的人群。

可能会出现轻度精子前向运动减少,经合理抗生素治疗后可以完全恢复[12]。双侧附睾炎会引起梗阻性无精子症,但其患病率未知。

12.3 前列腺炎

12.3.1 定义及分类

前列腺炎是一种前列腺的炎症。大约一半的男性在他们的一生中出现过前列腺炎的症状[13,14]。前列腺炎分为五种类型:急性细菌性前列腺炎(Ⅰ型)、慢性细菌性前列腺炎(Ⅱ型)、慢性无菌性前列腺炎(ⅢA 型)、慢性非炎症性盆腔疼痛综合征(ⅢB 型)和无症状炎症性前列腺炎(Ⅳ型)[15]。

慢性前列腺炎会增加前列腺增生和前列腺癌的风险[16,17],并可能影响男性生殖健康[18]。

12.3.2 前列腺炎的病因

大肠埃希菌、克雷伯菌属、奇异变形杆菌、粪肠球菌、铜绿假单胞菌、沙眼衣原体和解脲支原体是细菌性前列腺炎感染所涉及的最常见致病菌。

感染途径通常为尿路上行性感染或经直肠淋巴管感染[19]。

12.3.3 前列腺炎引起精子异常的发病机制

大多数文献认为前列腺中细菌的存在与弱精子症和男性生育能力下降相关[20]。慢性前列腺炎可能影响精子数量,类似于肠易激综合征会引起前列腺周围静脉丛的扩张和温度升高[21]。白细胞中活性氧(ROS)的增加[22]是前列腺炎引起精子异常的进一步发病机制。

12.3.4 诊断

虽然已建立了几个前列腺炎症状指数,但仅有美国国立卫生研究院(NIH)慢性前列腺炎协作研究会建立了前列腺炎症状评估的有效工具: NIH 慢性前列腺炎症状指数(NIH - CPSI)。该指数有九个项目,分为三个领域(疼痛、泌尿系统症状和生活质量),并作为一种用于慢性前列腺炎和慢性盆腔疼痛综合征的诊断和随访的工具。最初,它应用于英国[23](表 12.1),后来也应用于意大利[24]。

前列腺很脆弱,患者在检查中会有不同程度的疼痛。尿培养及前列腺液(EPS)是前列腺炎诊断和分类的最重要的检查。Mears 和 Stamey 已经充分描述了 EPS(表 12.2)[25]。

表 12.1 美国国立卫生研究院慢性前列腺炎症状指数(NIH－CPSI)[23]

Part a：美国国立卫生研究院：前列腺炎的分型系统

类　型		分　类	定　义
Ⅰ		急性细菌性前列腺炎	急性细菌感染的证据
Ⅱ		慢性细菌性前列腺炎	复发性细菌感染的证据
Ⅲ	A	慢性无菌性前列腺炎	精液中有白细胞、前列腺液或 VB3
	B	慢性非炎症性盆腔疼痛综合征	精液中没有白细胞、前列腺液或 VB3
Ⅳ		无症状炎症性前列腺炎	无症状,在因其他疾病就诊时,在前列腺活检或前列腺液中有白细胞存在

Part b：NIH 慢性前列腺炎症状指数(NIH－CPSI)

疼痛或不适

1) 在过去的一周里,你经历过以下哪些方面的痛苦或不舒服吗?

	是	否
a) 直肠和睾丸之间的区域(会阴)	1	0
b) 睾丸	1	0
c) 阴茎顶端(不与排尿有关)	1	0
d) 在你的腰部以下,在你的耻骨或膀胱区	1	0

2) 在过去的一周里,你经历过：

	是	否
a) 排尿时疼痛或烧灼	1	0
b) 性高潮(射精)后或之后的疼痛或不适	1	0

3) 在过去的一周里,你是否总是感觉到这些区域的疼痛或不适?

0	从未
1	很少
2	有时
3	经常
4	通常
5	总是

4) 在过去的一周里,哪些数字能最佳描述你的平均疼痛或不适? 0 =无痛苦;10 =你可以想象到的最大痛苦。

0	1	2	3	4	5	6	7	8	9	10

排尿

5) 在过去的一周里,你是否总是感到尿不净?

0	一点也不
1	不到五分之一的时间
2	不到一半的时间
3	大约有一半的时间

6) 在过去的一周里,你是否总是感到小便完后 2 h 内又要小便?

0	一点也不
1	不到五分之一的时间
2	不到一半的时间
3	大约有一半的时间
4	一半以上的时间
5	几乎总是

影响症状

7) 在过去的一周里,你的症状在多大程度上使你不能做平时常做的事情?

0	没有
1	只有一点
2	一些
3	许多

8) 在过去的一周里,你有多在意你的症状?

0	没有
1	只有一点
2	一些
3	许多

续　表

生活质量

9) 如果要带着上一周这样的症状度过你的余生,你会有什么感觉?

0	非常高兴
1	很高兴
2	基本满意
3	混合(大约同样满意和不满意)
4	大部分不满意
5	不快乐
6	可怕

对 NIH 慢性前列腺炎症状指数域评分
疼痛:项目 1、2、3 和 4 的总和=_____
泌尿系症状:项目 5 和 6 的总和=_____
影响生活质量:项目 7、8 和 9 的总和=_____

表 12.2　Mears 和 Stamey 的定位技术[25]

患者空腹准备后开始试验:饮水 500 ml,30～60 min 后接收标本
取四个无菌容器,依次为 VB1、VB2、EPS 和 VB3
完全翻开包皮
用无菌生理盐水清洗龟头,并用无菌纱布擦干龟头
在 VB1 中接小便 10～20 ml
在 VB2 中不间断接尿 200 ml
医生按摩前列腺,获取几滴 EPS
如果在按摩时无法收集到 EPS,挤压尿道取尿道口液体,用移液枪量取 10 μl 并予培养
在 VB3 中立即接按摩后患者尿液 10～15 ml

对可疑前列腺结石或脓肿患者,存在前列腺穿刺活检禁忌者[26],经直肠前列腺超声有助于诊断[27]。精液培养在慢性前列腺炎诊断和评估中的作用尚不清楚,而且不推荐用射精的精液培养作为这些患者的首要诊断[28]。除了锌、柠檬酸、果糖、磷酸酶和 α-谷氨酰转肽酶[29]的降低之外,精浆弹性蛋白酶[1]、白细胞介素(尤其是白细胞介素-6)[30]和 ROS[1]的升高,被看作慢性前列腺炎的生化标志。

12.3.5　治疗

前列腺炎治疗指南可在欧洲泌尿外科协会（EUA）的网站 http：//www.uroweb.org/guidelines/online - guidelines/? no_cache＝1 查看。应该指出的是,治疗前列腺炎引起的不育症时,甲氧苄啶＋磺胺甲噁唑禁用,因为这药对男性精子有毒害(详见第 15 章)。前列腺炎治疗的主要目的是控制症状(见以下段落),从生育的角度来看,目标是清除/减少前列腺液和精液中的微生物,使精子炎症指标正常,提高精子数量[1,14,31]。目前只有抗生素治疗可实现这些目标[1]。

12.3.6　前列腺炎对人类生殖的影响

EUA 指南指出,抗生素治疗不能逆向调节解剖学的功能障碍,但往往可以消灭微生物并可能提高精子质量,虽然这并不一定能提高受精概率[4]。

这并不奇怪,因为男性生育能力和精子数量之间的关系是双曲线型的,而且在密度 3 000 万/ml、活力 50％A 级精子和正常形态 14％的正常标准(严格标准)时达到最高[32-34]。因此,对不育夫妇而言,精子受损越严重,其治疗越重要,而慢性前列腺炎很少有严重的受损精子[4,20,21]。此外,男性生殖能力与生成精子的质量比精子数量更相关[35,36],而且前列腺炎对精子的生成过程影响较小或无影响。尽管前列腺炎症对男性生殖的影响有限,但普遍认为还是应该对前列腺炎进行适当的治疗,以确保至少可以缓解前列腺症状。

12.4　腮腺炎性睾丸炎

腮腺炎性睾丸炎比较少见;然而,由于其后遗症对精子数量有不利影响,有必要对其进行讨论。青春期后的男性腮腺炎常并发睾丸炎,20％～30％的患者(其中 10％～30％为双侧)睾丸炎常常导致睾丸萎缩,并发生在腮腺炎后的 1～2 周[37]。

睾丸萎缩的原因还不完全清楚。在炎症过程中白膜水肿,随后睾丸内压力的上升压迫睾丸引起萎缩[38]。Adamopoulos 等发现在腮腺炎性睾丸炎急性期,因为黄体生成素释放激素(LHRH)的刺激,LH 水平升高且垂体反应剧烈。几个月后基础睾酮浓度恢复正常,而平均基础 FSH 和 LH 的浓度在急性期后 10 个月和 12 个月内仍保持显著增长[39]。

腮腺炎性睾丸炎常会导致不同程度的精子损伤,很少引起无精症[40]。对于腮腺炎性睾丸炎致梗阻性无精症,可睾丸活检获取精子(即使 FSH 和

LH 明显升高)。而对于腮腺炎性睾丸炎引起的精子异常,目前尚未有明确的治疗方法[41]。

12.5 炎症性不育症的精子 DNA 碎片:一个非传统的观点

精子 DNA 碎片(SDF)是指 DNA 链分离或断裂成碎片。任何形式的 DNA 损伤都会导致男性不育。精子 DNA 完整性是遗传信息的完整传递所必需的,与自然受孕和人工辅助生殖中正常受精和胚胎发育息息相关[42,43],并且是胎儿正常发育所必需的[44]。据报道,当 SDF≥30% 时,不能自然怀孕[45,46]。男性不育症患者中约有 15% 精液常规检查显示正常[47]。

在精液常规检查正常的男性不育症患者中,常见精子 DNA 碎片损伤。事实上,在大约 8% 的常规精液参数正常的男性中可见精子 DNA 损伤[48,49]。此外,按常规精液分析诊断为不明原因不育症的男性中有很大比例(8.4%~23%)具有重度精子 DNA 碎片损伤[50-53]。精子 DNA 完整性可以被认为是一种监测正常男性生育能力的有效手段[54]。

重度精子 DNA 碎片损伤与低生育能力、无法获得囊胚、胚胎发育障碍、复发性流产风险增加、着床率下降以及胎儿异常等相关[55-57]。

精子 DNA 碎片的几种致病因素为:环境条件和吸烟[58,59]、化疗[60-62]、放疗[63,64]、恶性肿瘤[65]、精索静脉曲张[66,67]、白细胞精液症[68,69]、高龄育父[70-72]、高热[73]及慢性前列腺炎[74-78]。Sharma 等发现男性不育症患者中,有前列腺炎的患者精液中的活性氧含量最高[79]。高浓度的活性氧间接导致男性精子 DNA 碎片损伤[80,81]。因此,男性泌尿生殖道炎症会通过引起精子 DNA 损伤而对男性生育能力产生不利的影响。

慢性前列腺炎影响 10%~15% 的男性人群[82]。在其他研究中,前列腺炎症状的发生率为 2%~9.7%[83-85]。前列腺炎是 50 岁以下男性最常见的泌尿系统疾病[86]。据估计,大约有 50% 的男性在其一生中会患前列腺炎[87]。美国国家卫生统计中心(NCHS)的一项研究表明,因泌尿生殖问题就诊的门诊患者中有 25% 患有前列腺炎[88]。既往患有前列腺炎的男性中 20%~50% 会复发[89]。不育男性中有 5%~12% 既往患有男性生殖器炎症,包括前列腺炎、附睾炎、睾丸炎等[90]。

El-Bayoumi 等的一项针对 375 例男性不育症患者的研究发现,前列腺炎诱因占 27.5%[91]。最近的一项研究显示,534 例男性不育症患者中慢性前列腺炎诱因占到 39.1%[92]。

Hu 等在最近的(2013)研究中发现,慢性前列腺炎会显著降低精子质量和男性的生育能力,同时也增加精子 DNA 碎片损伤程度[76]。

考虑到精子 DNA 碎片是一种常见的情况(出于各种原因),慢性前列腺炎也是很常见并且在不育中占高比例,可以推断,精子 DNA 损伤是男性不育的一个常见病因。

因为精子 DNA 碎片不能用常规的分子和细胞遗传学检测,已经研究出几种评估精子染色质 DNA 完整性的检测方法。

其中一些检测方法直接测量 DNA 的损伤,如 TUNEL(末端脱氧核苷酸转移酶介导的脱氧三磷酸尿苷缺口末端标记法)和 COMET(单细胞凝胶电泳)[93,94]。其他检测方法(间接的)包括 SCSA(精子染色质结构分析)和 SCD(精子染色质扩散)试验[95,96]。SCD 试验和 TUNEL 法都是有效检测精子 DNA 损伤的方法;但是,通过使用明视野显微镜,SCD 试验似乎比 TUNEL 法更敏感[97]。精子 DNA 碎片已成为一种用于男性不育症诊断的新的生物标志物[98]。

不同检测方法的结果的临床参考值如下。

• SCSA 法:DNA 碎片指数(DFI)低于 30%～40% 的妊娠率显著增高[99]。其他的研究也发现,30.27% 的 DFI 阈值可用于临床区分不育和正常生育力的男性[100]。

• TUNEL 法:建议使用20%的精子 DNA 碎片阈值(SDF)来区分正常男性和不育患者[54]。最近的一项研究显示,19.2% 的分界值可以用于区分出具有 DNA 损伤的不育男性[101]。

• COMET 法(碱性试验):当 SDF 超过 52% 预测阈值时,不育的风险随之增加[102]。

• COMET 法(中性试验):当 SDF 超过 77.5% 预测阈值时,有较高的不育风险[103]。

• SCD 试验:SDF 大于 22.75(译者注:此处应为 22.75%)诊断阈值的男性具有高的不育风险[103]。

根据目前的知识,服用抗氧化剂对减少精子损害可能有益,特别是对于具有高度 DNA 碎片损伤的男性[104]。确定可能会降低精子 DNA 损伤的行为也很重要,如避免睾丸生殖腺毒害和(或)热疗、治疗生殖道感染以及慢性前列腺炎、治疗精索静脉曲张、戒烟和减少辐射暴露等[80,104-109]。

参考文献

1. Weidner W, Krause W, Ludwig M (1999) Relevance of male accessory gland infection for

subsequent fertility with special focus on prostatitis. Hum Reprod Update 5: 421 - 432

2. World Health Organization (2010) WHO manual for the examination and processing of human semen, 5th edn. Cambridge University Press, Cambridge

3. Punab M, Kullisaar T, Mändar R (2013) Male infertility workup needs additional testing of expressed prostatic secretion and/or post-massage urine. PLoS One 8(12): e82776

4. Jungwirth A, Giwercman A, Tournaye H, Diemer T, Kopa Z, Dohle G, Krausz C, European Association of Urology Working Group on Male Infertility (2012) European Association of Urology guidelines on Male Infertility: the 2012 update. Eur Urol 62: 324 - 332

5. Max EE, Sell · S (2001) Immunology, immunopathology, and immunity. ASM Press, Washington, DC

6. Belloni V, Sorci G, Paccagnini E, Guerreiro R, Bellenger J, Faivre B (2014) Disrupting immune regulation incurs transient costs in male reproductive function. PLoS One 9 (1): e84606.doi: 10.1371/journal.pone.0084606

7. Mayerhofer A (2013) Human testicular peritubular cells: more than meets the eye. Reproduction 145: 107 - 116

8. Hedger MP (2002) Macrophages and the immune responsiveness of the testis. J Reprod Immunol 57: 19 - 34

9. Bhushan S, Hossain H, Lu Y, Geisler A, Tchatalbachev S, Mikulski Z, Schuler G, Klug J, Pilatz A, Wagenlehner F, Chakraborty T, Meinhardt A (2011) Uropathogenic E. coli induce different immune response in testicular and peritoneal macrophages: implications for testicular immune privilege. PLoS One 6(12): e28452

10. Berger RE, Alexander ER, Harnisch JP, Paulsen CA, Monda GD, Ansell J, Holmes KK (1979) Etiology, manifestations and therapy of acute epididymitis: prospective study of 50 cases. J Urol 121: 750 - 754

11. Trojian TH, Lishnak TS, Heiman D (2009) Epididymitis and orchitis: an overview. Am Fam Physician 79: 583 - 587

12. Centers for Disease Control and Prevention. Sexually transmitted diseases. Treatment guidelines 2006. Epididymitis. http: //www.cdc.gov/std/treatment/2006/epididymitis

13. Domingue GJ Sr, Hellstrom WJ (1998) Prostatitis. Clin Microbiol Rev 11: 604 - 613

14. Schaeffer AJ (2006) Clinical practice. Chronic prostatitis and the chronic pelvic pain syndrome. N Engl J Med 355: 1690 - 1698

15. Nickel JC (2003) Prostatitis: diagnosis and classification. Curr Urol Rep 4: 259 - 260

16. Cheng I, Witte JS, Jacobsen SJ, Haque R, Quinn VP, Quesenberry CP, Caan BJ, Van Den Eeden SK (2010) Prostatitis, sexually transmitted diseases, and prostate cancer: the California Men's Health Study. PLoS One 5: e8736

17. Krieger JN, Riley DE, Cheah PY, Liong ML, Yuen KH (2003) Epidemiology of prostatitis: new evidence for a world-wide problem. World J Urol 21: 70 - 74

18. Lobel B, Rodriguez A (2003) Chronic prostatitis: what we know, what we do not know, and what we should do! World J Urol 21: 57 - 63

19. Choi YS, Kim KS, Choi SW, Kim S, Bae WJ, Cho HJ, Hong SH, Kim SW, Hwang TK, Lee JY (2013) Microbiological etiology of bacterial prostatitis in general hospital and primary care clinic in Korea. Prostate Int 1: 133 - 138

20. Hou DS, Long WM, Shen J, Zhao LP, Pang XY, Xu C (2012) Characterisation of the bacterial community in expressed prostatic secretions from patients with chronic prostatitis/ chronic pelvic pain syndrome and infertile men: a preliminary investigation. Asian J Androl 14: 566 - 573

21. Vicari E, La Vignera S, Arcoria D, Condorelli R, Vicari LO, Castiglione R, Mangiameli A, Calogero AE (2011) High frequency of chronic bacterial and non-inflammatory prostatitis in

infertile patients with prostatitis syndrome plus irritable bowel syndrome. PLoS One 6 (4): e18647

22. Walczak-Jedrzejowska R, Wolski JK, Slowikowska-Hilczer J (2013) The role of oxidative stress and antioxidants in male fertility. Cent European J Urol 66: 60 – 67

23. Litwin MS, McNaughton-Collins M, Fowler FJ Jr, Nickel JC, Calhoun EA, Pontari MA, Alexander RB, Farrar JT, O'Leary MP (1999) The National Institutes of Health chronic prostatitis symptom index: development and validation of a new outcome measure. Chronic Prostatitis Collaborative Research Network. J Urol 162: 369 – 375

24. Giubilei G, Mondaini N, Crisci A, Raugei A, Lombardi G, Travaglini F, Del Popolo G, Bartoletti R (2005) The Italian version of the National Institutes of Health Chronic Prostatitis Symptom Index. Eur Urol 47: 805 – 811

25. Mears EM, Stamey TAS (1969) Bacteriologic localization patterns in bacterial prostatitis and ureteritis. Invest Urol 5: 492 – 518

26. Oh MM, Chae JY, Kim JW, Kim JW, Yoon CY, Park MG, du Moon G (2013) Positive culture for extended-spectrum β-lactamase during acute prostatitis after prostate biopsy is a risk factor for progression to chronic prostatitis. Urology 81: 1209 – 1212

27. Shoskes DA, Lee CT, Murphy D, Kefer J, Wood HM (2007) Incidence and significance of prostatic stones in men with chronic prostatitis/chronic pelvic pain syndrome. Urology 70: 235 – 238

28. Lee KS, Choi JD (2012) Chronic prostatitis: approaches for best management. Korean J Urol 53: 69 – 77

29. Comhaire F, Verschraegen G, Vermeulen L (1980) Diagnosis of accessory gland infection and its possible role in male infertility. Int J Androl 3: 32 – 45

30. Dousset B, Hussenet F, Daudin M, Bujan L, Foliguet B, Nabet P (1997) Seminal cytokine concentrations (IL – 1beta, IL – 2, IL – 6, sR IL – 2, sR IL – 6), semen parameters and blood hormonal status in male infertility. Hum Reprod 12: 1476 – 1479

31. Wagenlehner FM, Diemer T, Naber KG, Weidner W (2008) Chronic bacterial prostatitis (NIH type II): diagnosis, therapy and influence on the fertility status. Andrologia 40: 100 – 104

32. Bonde JP, Ernst E, Jensen TK, Hjollund NH, Kolstad H, Henriksen TB, Scheike T, Giwercman A, Olsen J, Skakkebaek NE (1998) Relation between semen quality and fertility: a populationbased study of 430 first-pregnancy planners. Lancet 352: 1172 – 1177

33. Cooper TG, Noonan E, von Eckardstein S, Auger J, Baker HW, Behre HM, Haugen TB, Kruger T, Wang C, Mbizvo MT, Vogelsong KM (2010) World Health Organization reference values for human semen characteristics. Hum Reprod Update 16: 231 – 245

34. Guzick DS, Overstreet JW, Factor-Litvak P, Brazil CK, Nakajima ST, Coutifaris C, Carson SA, Cisneros P, Steinkampf MP, Hill JA, Xu D, Vogel DL, National Cooperative Reproductive Medicine Network (2001) Sperm morphology, motility, and concentration in fertile and infertile men. N Engl J Med 345: 1388 – 1393

35. Cavallini G, Cristina Magli M, Crippa A, Resta S, Vitali G, Pia Ferraretti A, Gianaroli L (2011) The number of spermatozoa collected with testicular sperm extraction is a novel predictor of intracytoplasmic sperm injection outcome in non-obstructive azoospermic patients. Asian J Androl 13: 312 – 316

36. Cavallini G, Magli MC, Crippa A, Ferraretti AP, Gianaroli L (2012) Reduction in sperm aneuploidy levels in severe oligoasthenoteratospermic patients after medical therapy: a preliminary report. Asian J Androl 14: 591 – 598

37. Masarani M, Wazait H, Dinneen M (2006) Mumps orchitis. J R Soc Med 99: 573 – 575

38. Bartak V (1973) Sperm count, morphology, and motility after unilateral mumps orchitis. J

Reprod Fertil 32：491－493

39. Adamopoulos DA, Lawrence DM, Vassilopoulos P, Contoyiannis PA, Swyer GI（1978）Pituitary-testicular interrelationships in mumps orchitis and other infections. BMJ 1：1177－1180
40. Casella R, Leibundgut B, Lehmann K, Gasser TC（1997）Mumps orchitis：report of a miniepidemic. J Urol 158：2158－2161
41. Masuda H, Inamoto T, Azuma H, Katsuoka Y, Tawara F（2011）Successful testicular sperm extraction in an azoospermic man with postpubertal mumps orchitis. Hinyokika Kiyo 57：529－530
42. Agarwal A, Said TM（2003）Role of sperm chromatin abnormalities and DNA damage in male infertility. Hum Reprod Update 9：331－345
43. De Jonge C（2002）The clinical value of sperm nuclear DNA assessment. Hum Fertil 5：51－53
44. Morris ID, Ilott S, Dixon L, Brison DR（2002）The spectrum of DNA damage in human sperm assessed by single cell gel electrophoresis（Comet assay）and its relationship to fertilization and embryo development. Hum Reprod 17：990－998
45. Evenson DP, Larson KL, Jost LK（2002）Sperm chromatin structure assay：its clinical use for detecting sperm DNA fragmentation in male infertility and comparisons with the other techniques. J Androl 23：25－43
46. Evenson DP, Jost LK, Marshall D et al（1999）Utility of sperm chromatin structure assay as a diagnostic and prognostic tool in the human fertility clinic. Hum Reprod 14：1039－1049
47. Agarwal A, Allamaneni SS（2005）Sperm DNA damage assessment：a test whose time has come. Fertil Steril 84：850－853
48. Zini A, Bielecki R, Phang D et al（2001）Correlations between two markers of sperm DNA integrity, DNA denaturation and DNA fragmentation, in fertile and infertile men. Fertil Steril 75：674－677
49. Zini A, Kamal K, Phang D et al（2001）Biologic variability of sperm DNA denaturation in infertile men. Urology 58：258－261
50. Oleszczuk K, Augustinsson L, Bayat N et al（2013）Prevalence of high DNA fragmentation index in male partners of unexplained infertile couples. Andrology 1(3)：357－360
51. Qiu Y, Wang L, Zhang L et al（2008）Analysis of sperm chromosomal abnormalities and sperm DNA fragmentation in infertile males. Zhonghua Yi Xue Yi Chuan Xue Za Zhi 25(6)：681－685
52. Host E, Lindenberg S, Ernst E et al（1999）DNA strand breaks in human spermatozoa：a possible factor to be considered in couples suffering from unexplained infertility. Acta Obstet Gynecol Scand 78：622－625
53. Saleh RA, Agarwal A, Nelson DR et al（2002）Increased sperm nuclear DNA damage in normozoospermic infertile men：a prospective study. Fertil Steril 78(2)：313－318
54. Sergerie M, Laforest G, Bujan L et al（2005）Sperm DNA fragmentation：threshold value in male fertility. Hum Reprod 20(12)：3446－3451
55. Seli E, Gardner DK, Schoolcraft WB et al（2004）Extent of nuclear DNA damage in ejaculated spermatozoa impacts on blastocyst development after in vitro fertilization. Fertil Steril 82：378－383
56. Borini A, Tarozzi N, Bizzaro D et al（2006）Sperm DNA fragmentation：paternal effect on early post-implantation embryo development in ART. Hum Reprod 21：2876－2881
57. Benchaib M, Lornage J, Mazoyer C et al（2007）Sperm deoxyribonucleic acid fragmentation as a prognostic indicator of assisted reproductive technology outcome. Fertil Steril 87：93－100
58. Pacey AA（2010）Environmental and lifestyle factors associated with sperm DNA damage.

Hum Fertil (Camb) 13(4): 189 - 193

59. Potts RJ, Newbury CJ, Smith G et al (1999) Sperm chromatin damage associated with male smoking. Mutat Res 423: 103 - 111

60. Chatterjee R, Haines GA, Perera DM et al (2000) Testicular and sperm DNA damage after treatment with fludarabine for chronic lymphocytic leukaemia. Hum Reprod 15: 762 - 766

61. Morris ID (2002) Sperm DNA damage and cancer treatment. Int J Androl 25: 255 - 261

62. Chan D, Delbès G, Landry M et al (2012) Epigenetic alterations in sperm DNA associated with testicular cancer treatment. Toxicol Sci 125(2): 532 - 543

63. Kumar D, Salian SR, Kalthur G et al (2013) Semen abnormalities, sperm DNA damage and global hypermethylation in health workers occupationally exposed to ionizing radiation. PLoS One 8(7): e69927. doi: 10.1371/journal.pone.0069927

64. Cordelli E, Fresegna AM, Leter G et al (2003) Evaluation of DNA damage in different stages of mouse spermatogenesis after testicular X irradiation. Radiat Res 160(4): 443 - 451

65. Kobayashi H, Larson K, Sharma RK et al (2001) DNA damage in patients with untreated cancer as measured by the sperm chromatin structure assay. Fertil Steril 75: 469 - 475

66. Saleh RA, Agarwal A, Sharma RK et al (2003) Evaluation of nuclear DNA damage in spermatozoa from infertile men with varicocele. Fertil Steril 80: 1431 - 1436

67. Nasr Esfahani MH, Tavalaee M (2012) Origin and role of DNA damage in varicocele. Int J Fertil Steril 6(3): 141 - 146

68. Alvarez JG, Sharma RK, Ollero M et al (2002) Increased DNA damage in sperm from leukocytospermic semen samples as determined by the sperm chromatin structure assay. Fertil Steril 78: 319 - 329

69. Erenpreiss J, Hlevicka S, Zalkalns J et al (2002) Effect of leukocytospermia on sperm DNA integrity: a negative effect in abnormal semen samples. J Androl 23: 717 - 723

70. Das M, Al-Hathal N, San-Gabriel M et al (2013) High prevalence of isolated sperm DNA damage in infertile men with advanced paternal age. J Assist Reprod Genet 30(6): 843 - 848

71. Singh NP, Muller CH, Berger RE (2003) Effects of age on DNA double-strand breaks and apoptosis in human sperm. Fertil Steril 80: 1420 - 1430

72. García-Ferreyra J, Romero R, Hilario R et al (2012) High levels of DNA fragmentation observed in an infertile population attending a fertility center are related to advanced paternal age. Fert In Vitro 2: 5. http://www.omicsgroup.org/journals/2165 - 7491/2165 - 7491 - 2 - 113.php? aid=9646%3Faid=9646

73. Sergerie M, Mieusset R, Croute F et al (2007) High risk of temporary alteration of semen parameters after recent acute febrile illness. Fertil Steril 88(4): 970.e1 - 7

74. Potts JM, Pasqualotto FF (2003) Seminal oxidative stress in patients with chronic prostatitis. Andrologia 35(5): 304 - 308

75. Kullisaar T, Türk S, Punab M et al (2008) Oxidative stress in leucocytospermic prostatitis patients: preliminary results. Andrologia 40(3): 161 - 172

76. Hu YY, Cao SS, Lü JQ (2013) Impact of chronic prostatitis/chronic pelvic pain syndrome on sperm DNA fragmentation and nucleoprotein transition. Zhonghua Nan Ke Xue 19(10): 907 - 911

77. Zhou JF, Xiao WQ, Zheng YC et al (2006) Increased oxidative stress and oxidative damage associated with chronic bacterial prostatitis. Asian J Androl 8(3): 317 - 323

78. Henkel R, Maass G, Hajimohammad M et al (2003) Urogenital inflammation: changes of leucocytes and ROS. Andrologia 35(5): 309 - 313

79. Sharma RK, Pasqualotto FF, Nelson DR et al (1999) The reactive oxygen species-total antioxidant capacity score is a new measure of oxidative stress to predict male infertility. Hum Reprod 14(11): 2801 - 2807

80. Fraga GG, Motchnik PA, Shigenaga MK et al (1991) Ascorbic acid protects against endogenous oxidative DNA damage in human sperm. Proc Natl Acad Sci U S A 88: 11003 – 11006

81. Sun JG, Jurisicova A, Casoer RF (1997) Detection of deoxyribonucleic acid fragmentation human sperm: correlation with fertilization in vitro. Biol Reprod 56: 519 – 524

82. Murphy AB, Macejko A, Taylor A et al (2009) Chronic prostatitis: management strategies. Drugs 69(1): 71 – 84

83. Krieger JN, Lee SW, Jeon J et al (2008) Epidemiology of prostatitis. Int J Antimicrob Agents 31(Suppl 1): S85 – S90

84. Roberts RO, Jacobson DJ, Girman CJ et al (2002) Prevalence of prostatitis-like symptoms in a community based cohort of older men. J Urol 168(6): 2467 – 2471

85. Nickel JC, Downey J, Hunter D et al (2001) Prevalence of prostatitis-like symptoms in a population based study using the National Institutes of Health chronic prostatitis symptom index. J Urol 165: 842 – 845

86. Collins MM, Stafford RS, O'Leary MP et al (1998) How common is prostatitis? A national survey of physician visits. J Urol 159(4): 1224 – 1228

87. Britton JJ, Carson CC (1998) Prostatitis. AUA Update Series 17: 154 – 159

88. Schappert SM (1994) National Ambulatory Medical Care Survey: 1991 summary. Vital Health Stat 13(116): 1 – 110

89. Riley DE, Krieger JN (2002) X Chromosomal short tandem repeat polymorphisms near the phosphoglycerate kinase gene in men with chronic prostatitis. Biochim Biophys Acta 1586(1): 99 – 107

90. Dohle GR (2003) Inflammatory-associated obstructions of the male reproductive tract. Andrologia 35(5): 321 – 324

91. El-Bayoumi MA, Hamada TA, El-Mokaddem HH (1982) Male infertility: etiologic factors in 385 consecutive cases. Andrologia 14(4): 333 – 339

92. Li HJ, Xu P, Liu JS et al (2004) Prevalence of chronic prostatitis and its effects on male infertility. Zhonghua Yi Xue Za Zhi 84(5): 369 – 371

93. Gorczyca W, Gong J, Darzynkiewicz Z (1993) Detection of DNA strand breaks in individual apoptotic cells by the in situ terminal deoxynucleotidyl transferase and nick translation assays. Cancer Res 53: 1945 – 1951

94. Haines G, Marples B, Daniel P et al (1998) DNA damage in human and mouse spermatozoa after in vitro-irradiation assessed by the comet assay. Adv Exp Med Biol 444: 79 – 91; discussion 92 – 93

95. Evenson DP, Darzynkiewicz Z, Melamed MR (1980) Relation of mammalian sperm chromatin heterogeneity to fertility. Science 210(4474): 1131 – 1133

96. Muriel L, Garrido N, Fernández JL et al (2006) Value of the sperm deoxyribonucleic acid fragmentation level, as measured by the sperm chromatin dispersion test, in the outcome of in vitro fertilization and intracytoplasmic sperm injection. Fertil Steril 85(2): 371 – 383

97. Zhang LH, Qiu Y, Wang KH et al (2010) Measurement of sperm DNA fragmentation using bright-field microscopy: comparison between sperm chromatin dispersion test and terminal uridine nick-end labeling assay. Fertil Steril 94(3): 1027 – 1032

98. Ribas-Maynou J, García-Peiró A, Fernandez-Encinas A et al (2012) Double stranded sperm DNA breaks, measured by Comet assay, are associated with unexplained recurrent miscarriage in couples without a female factor. PLoS One 7(9): e44679. doi: 10.1371/journal.pone.0044679

99. Evenson DP, Wixon R (2008) Data analysis of two in vivo fertility studies using Sperm Chromatin Structure Assay-derived DNA fragmentation index vs. pregnancy outcome. Fertil Steril 90(4): 1229 – 1231

100. Dada R, Thilagavathi J, Venkatesh S et al (2011) Genetic testing in male infertility. Open Reprod Sci J 3: 42 - 56

101. Sharma RK, Sabanegh E, Mahfouz R et al (2010) TUNEL as a test for sperm DNA damage in the evaluation of male infertility. Urology 76(6): 1380 - 1386

102. Simon L, Lutton D, McManus J et al (2011) Sperm DNA damage measured by the alkaline Comet assay as an independent predictor of male infertility and in vitro fertilization success. Fertil Steril 95(2): 652 - 657

103. Ribas-Maynou J, García-Peiró A, Fernández-Encinas A et al (2013) Comprehensive analysis of sperm DNA fragmentation by five different assays: TUNEL assay, SCSA, SCD test and alkaline and neutral Comet assay. Andrology 1(5): 715 - 722

104. Zini A, San Gabriel M, Baazeem A (2009) Antioxidants and sperm DNA damage: a clinical perspective. J Assist Reprod Genet 26(8): 427 - 432

105. Baker K, McGill J, Sharma R et al (2013) Pregnancy after varicocelectomy: impact of postoperative motility and DFI. Urology 81(4): 760 - 766

106. Santos EP, López-Costa S, Chenlo P et al (2011) Impact of spontaneous smoking cessation on sperm quality: case report. Andrologia 43(6): 431 - 435

107. Talevi R, Barbato V, Fiorentino I et al (2013) Protective effects of in vitro treatment with zinc, d-aspartate and coenzyme q10 on human sperm motility, lipid peroxidation and DNA fragmentation. Reprod Biol Endocrinol 11(1): 81

108. Lewis SE, John Aitken R, Conner SJ et al (2013) The impact of sperm DNA damage in assisted conception and beyond: recent advances in diagnosis and treatment. Reprod Biomed Online 27(4): 325 - 337

109. Greco E, Romano S, Iacobelli M et al (2005) ICSI in cases of sperm DNA damage: beneficial effect of oral antioxidant treatment. Hum Reprod 20(9): 2590 - 2594

睾丸病理

13

Fulvio Colombo，Giorgio Gentile，and Alessandro Franceschelli

马　逸　译，张国辉　审校

13.1　隐睾

隐睾是男性新生儿最常见的先天异常。

隐睾的病因可能与固有的睾丸缺陷或缺乏母体促性腺激素有关。隐睾约10％是双侧的，最常见的位于外环处[1]。

睾丸约在胚胎 7 月时下降至阴囊。隐睾发生率随年龄增加而降低：发育成熟前的婴儿约 30％，新生儿约 3％，出生后 1 个月及 1 年分别约为 1.5％及0.75％[1]。

最近数据表明，出生后 1 年的足月产婴儿中，约 1％患有隐睾[2]。

隐睾患者中约有 90％鞘状突未闭合，25％伴有腹股沟疝[1]。

隐睾最有用的分类是临床分类，分为可触及的隐睾和不可触及的隐睾[3]。

可根据隐睾位置和表现行使临床决策：

- 对于可触及的隐睾和滑动性隐睾，临床决策应从保守治疗开始。
- 对于双侧不可触及的隐睾，需进行内分泌及遗传学评估。

从病因角度，将未降睾丸分为两类：

- 睾丸引带不在下降通道中，将其命名为"异位睾丸"（ectopic testes）。
- 睾丸未下降至阴囊底部，但是仍在下降通道内，将其命名为"不全下降"或"错位睾丸"（dystopic testes）。

如果是异位睾丸，须查找以下四个部位：

- 腹股沟，腹内侧壁，外环附近。
- 会阴。
- 阴茎，靠近根部。
- 大腿内侧。

如果是错位睾丸，可上下移动，按照其运动范围可定义为：

- 腹部，睾丸可移动进入，但在内环外。

- 腹股沟,可在腹股沟管内移动。
- 紧急,外环口。
- 高度可伸缩,可上下移动,但不能移动至阴囊底部。
- 伸缩能力低,仅当特殊情况(热水浴、全麻、用手牵引)可降至阴囊底部。

伸缩能力低的睾丸本质上是正常的,均在青春期下降至阴囊[4]。

未降睾丸的可能并发症包括[4]:

- 扭转:腹膜囊与未降睾丸有关,使得其易于扭转。
- 不育:仅当双侧隐睾时常见,单侧一般不会导致不育。
- 肿瘤:约 1/10 的睾丸肿瘤与未降睾丸有关。

13.1.1 诊断

体格检查能够区分可触及与不可触及的睾丸。从腹股沟到阴囊的挤压触诊可检测到睾丸向阴囊的滑动。可伸缩睾丸一般均能被拉至阴囊,而提睾肌反射又能够将其牵引至腹股沟[5]。

单侧未触及睾丸而对侧睾丸增大通常提示单侧睾丸不存在或萎缩,但仍需进行手术探查。如怀疑是位于腹股沟处不可触及的睾丸,需进一步检查大腿内侧、阴茎和会阴等部位以进行排除[3]。

如一侧未触及睾丸,则通常位于腹股沟管内。CT 检查很容易发现位于腹股沟及腹部的睾丸[4]。

未确诊睾丸位于腹腔内、腹股沟或不存在(对于不可触及的睾丸),诊断性腹腔镜检查是唯一可靠的方法。腹腔镜检查前,应先进行全麻后的触诊,部分患者在全麻后可以触及睾丸[6]。

13.1.2 治疗

尽管 90% 的男婴出生后睾丸已下降至阴囊,但是约 9% 在出生后 12 个月仍然没有下降,而之后也基本不会再下降[4]。治疗应尽早进行(约 1 岁时),出生后 6 个月至 1 岁均可,最晚不超过 18 个月。治疗过晚可能影响成年后睾丸生精及激素生成,同时又发生恶变的可能[7,8]。

如青春期后再进行治疗,则提高生育能力的可能性较小,且发生睾丸癌的风险明显增加,但是大多数男性希望能够保留两个睾丸。对于成人未降睾丸,为避免恶变,建议行隐睾切除术[4]。

13.1.2.1 药物治疗

睾丸下降依赖于激素分泌,因此推荐使用 hCG 或 GnRH,最大成功率约 20%。但需注意的是,约 20% 的睾丸下降后可能重新回缩[3]。

此外,使用药物的代价是患者青春期提前,骨骺提前融合导致生长发育迟滞[4]。

建议 2~3 周内 4 次共注射 6 000~9 000 U hCG(取决于年龄和体重),同时 4 周内鼻喷 GnRH 1.2 mg/d(总量),分三次喷完[3]。

对于提高成年后的生育能力,手术干预之前(睾丸分离或睾丸固定)或之后(缓慢间歇给药)的药物治疗是有益的[9]。

13.1.2.2 外科手术

可触及的睾丸

可触及睾丸的手术治疗包括经腹股沟的睾丸分离和睾丸固定术,成功率约 92%。为防止术后睾丸再次回缩,切断并去除所有的提睾肌纤维至关重要[3]。

沿皮肤褶皱切开内环,打开腹外斜肌,可发现睾丸是可移动的。手术过程中注意不要损伤动脉和输精管。睾丸血管位于腹膜后,且通过分离纤维束带后也能移动。上述特点使得可以将睾丸无张力地纳入肉膜肌和阴囊皮肤之间的囊隙中[4]。

其他相关问题,如打开的鞘状突,须小心切除并关闭。不应有固定缝线且必须置于鞘膜和肉膜肌之间。睾丸的淋巴管通路在睾丸固定术后发生改变,从原来的经髂途径变为经髂、腹股沟途径(这对预防今后的睾丸恶变意义重大)。

阴囊睾丸固定术可在轻中度患者中使用,由熟悉手术入路的外科医师操作[3]。

不可触及的睾丸

对于不可触及的睾丸,须行手术探查。腹股沟切口可大概率找到睾丸。少数病例如未能在腹股沟处找到血管、输精管等,则需探查腹部。腹腔镜是探查腹腔睾丸的最佳手段。此外,腹腔镜也能进行睾丸切除(分离)以及睾丸固定术[10]。

对于 10 岁以上男孩的腹腔内睾丸,如对侧睾丸正常,为预防恶变可切除隐睾。而对于青春期前的儿童,应尽力保留睾丸。CT 检查可提供腹腔内睾丸的准确位置,腹腔镜术中可进一步确认[4]。

对于双侧腹腔内睾丸,或患者年龄小于 10 岁,可行一步法或两步法(Fowler-Stephens)操作。在两步法操作中,第一步首先结扎或凝固近端睾丸血管,使血管侧支得以再生[11]。

6 个月后,第二期手术时睾丸活动性更强,更易于降至阴囊。此时睾丸已从输精管动脉获得一些新的血供,分离睾丸血管时较为安全[4]。

第二期手术也可通过腹腔镜手术完成。一步法手术睾丸存活率在50%～60%,两步法则可达到90%。微血管自体移植的成功率也可达到90%,但是手术需要熟练有经验的外科医师操作[12]。

异位睾丸难以纳入阴囊,需行睾丸固定术[4]。

13.1.3　预后

尽管有单侧未降睾丸的男孩今后生育率较低,但是最终成为父亲的概率与正常男孩相差无几。然而,如双侧睾丸未降,则生育率和最终成为父亲的概率均很低。

未降睾丸易发生恶变。对于这些患者,建议进行青春期和青春期后的筛查[3]。

青春期前的睾丸固定术可降低发生睾丸癌的可能,且隐睾患者需行早期手术干预。

滑动睾丸不需要药物或手术处理,但是青春期前需严密随访[3]。

13.2　睾丸扭转

睾丸扭转是泌尿外科最常见的急症之一。睾丸扭转可发生在任何年龄段,最常见于青春期男性[4]。约一半病例发生在睡眠状态。目前发病原因不明,但是多数人认为是鞘膜内睾丸固定异常所致(被称为"钟摆畸形")[1]。

睾丸扭转引起精索扭曲,导致睾丸动静脉血供受阻。睾丸扭转是血管急症,如在疼痛发生后3～4 h内没有及时处理,可导致完全的睾丸梗死,最终引起睾丸萎缩[1]。

临床表现为突发的睾丸疼痛、肿胀。患者通常可回忆起疼痛发作情况,且有时疼痛可突然减轻(此类病史足以提示需行睾丸检查)。体检时可发现阴囊触痛、红肿,且难以扪清睾丸及附睾[4]。

最初的检查可将睾丸扭转分为以下两种[4]:

- 鞘膜外扭转,罕见于新生儿,整个睾丸在精索上发生沿垂直轴的扭转。
- 鞘膜内扭转,鞘膜腔异常宽松(即使是正常下降的睾丸)导致睾丸附睾沿"根茎"扭转(外形类似插在插座上的灯泡)。

鉴别诊断[4]:

- 腮腺炎性睾丸炎,青春期前较少发生。
- 附睾炎,常继发于尿路感染。
- 脂肪坏死,偶见于婴儿。

- 肿瘤,发生于年龄较大的男孩或男性,可并发炎症。
- 睾丸附件扭转,如不探查,很难与睾丸扭转鉴别。
- 嵌顿性腹股沟疝。

13.2.1　诊断

任何检查均不能延迟手术探查时间。可行多普勒或放射性同位素检查睾丸动脉血供,前提是不延迟手术探查[4]。

一般而言,阴囊探查如发现是附睾炎,则影响不大,但是延迟探查对睾丸扭转的影响很大[1]。

13.2.2　治疗

应尽量在睾丸缺血坏死前恢复其血供[4],因此,治疗取决于疼痛开始至医院就诊的时间。

如疼痛时间在 4 h 内,可尝试局麻下手法复位(睾丸一般沿精索中轴扭转)。如手法复位成功,在接下来的几天可选择进行双侧睾丸固定;如手法复位失败,须立即行手术探查[1]。

如疼痛时间在 4~24 h 内,须立即手术探查、复位,并行双侧睾丸固定术[1]。

如疼痛时间超过 24 h,也提示手术探查,但是睾丸功能恢复存有风险[1]。

如睾丸已坏死,可行睾丸切除,也可行睾丸假体植入。

探查沿阴囊横向切开,打开鞘膜,复位睾丸。如怀疑睾丸功能受损,可切开睾丸,观察出血情况。如发现睾丸已坏死,此时须切除睾丸[4]。

在睾丸附件扭转中,小囊通常位于上极,一种位于附睾(沃尔夫管来源),另一种位于睾丸(米勒管来源)。胚胎学家对睾丸附件很感兴趣,但是其也可沿纵轴发生扭转,类似于睾丸扭转,睾丸附件扭转也需要紧急探查[4]。

由于约 10% 的病例另一侧睾丸也可发生扭转,因此另一侧睾丸可同时固定,或在稍晚的手术中固定。

13.3　睾丸微石症

睾丸微石症(testicular microlithiasis,TM)不太常见,阴囊超声可偶然发现。睾丸微石症以随机分布于睾丸实质的多个 1~3 mm 高回声灶为特征。发病率在不同人群有所不同:在正常男性中发病率为 1.5%~5.6%,而在低生育力男性中为 0.8%~20%[13-15],然而在睾丸癌患者中发病率可超过 50%[16-18]。

睾丸微石症常发生在双侧睾丸,但可单侧发病,也可呈局灶或弥漫性改变。

睾丸微石症病因不明。有人认为这些钙化灶可能来源于曲细精管内死亡的细胞,而支持细胞未能将其残留物吞噬降解[19]。

睾丸微石症与一些泌尿系疾病有关,如睾丸癌(TGCT)、小管内生精细胞瘤(ITGCNU)、隐睾(睾丸发育不良)、精索静脉曲张、克兰费尔特综合征、性腺功能低下或不育症。

睾丸微石症与不育的关系仍然不太明确。如果大多数曲细精管发生钙化,则可导致梗阻,影响生育。睾丸微石症的不育患者精子活率及活力可能下降。然而,尽管有一些报道称睾丸微石症的不育患者精液参数异常,但也有一些报道认为在不育患者中,是否有睾丸微石症并不影响精子数量、活力以及形态[13,14,17]。

睾丸微石症的临床意义仍然不明确:由于在生精细胞瘤中经常可发现睾丸微石症,一些研究者认为睾丸微石症可能是睾丸癌的"指标",这些患者须行长期阴囊超声随访以排除睾丸癌发生的可能性。

然而,由于目前的报道均是回顾性的研究,因此有关睾丸微石症与睾丸癌的争论仍在继续[20,21]。

一些研究仅仅报道了睾丸微石症与睾丸癌的相关性,但是很少能够详细描述睾丸微石症发展成睾丸癌的实际风险[22,23]。

Serter 等在 2 179 例无症状男性(17～42 岁)中发现 53 例(2.4%)睾丸微石症患者,但是没有一个患有睾丸癌[24]。同样,Peterson 等在 1 504 例无症状男性中发现 84 例(5.6%)睾丸微石症患者,仅 1 例不是睾丸微石症的患者患有睾丸癌。他们得出结论,认为睾丸微石症在无症状男性中是常见现象,且与睾丸癌无关[15]。

DeCastro 等[23]筛选了 1 504 例健康男性(18～35 岁),发现其中有 84 例(5.6%)睾丸微石症患者。5 年随访后,发现 1 例睾丸微石症发展成睾丸癌,提示与正常人群相比,睾丸微石症发展成睾丸癌的风险较大。作者据此认为大多数睾丸微石症均不会发展成为睾丸癌,因此对这些患者进行长期超声随访的效果不佳[23]。

Richenberg 等完成了一项联合分析:研究纳入的 389 个患者中有 4 个(1%;95% CI 0.4%～2.6%)在随访期间发现睾丸癌(中位生存期 29～62 个月)。这 4 个患者中有 3 个同时存在其他睾丸癌的风险因素:1 人有睾丸萎缩,2 人以往有睾丸生精细胞癌病史。如将这些患者排除,则仅有 1 人不存在其他睾丸癌的危险因素且在随访期间发现睾丸癌(0.26%;95% CI 0.05%～1.45%)。由此作者认为尽管有报道发现睾丸微石症与睾丸癌之间存在相关性,但是他们的荟萃分析却否认了这一点。因此他们建议仅当同时存在其他睾丸癌的危险因素时需要进行长期随访,而不存在其他危险因素时则不建议随访[25]。

Tan 等[26]总结了一篇有关睾丸微石症的系统综述及荟萃分析:患者临床背景情况决定处理方式。在健康、无症状人群中,发生睾丸癌及小管内生精细胞瘤的绝对风险很低。在由于低生育或不育、隐睾、既往生精细胞肿瘤进行阴囊超声检查的患者中,如发现睾丸微石症,则增加睾丸癌及小管内生精细胞瘤的发生风险。在他们的分析中,预测风险比(risk ratio,RR)为 8.5。然而对于这部分高风险患者,有些人建议睾丸活检[16],他们却只建议规律随访即可。

13.4　睾丸外伤

睾丸外伤最常见于 15～40 岁青年男性。睾丸外伤可能是钝器伤或穿透伤[27]。

13.4.1　睾丸钝器伤

睾丸钝器伤可导致睾丸错位、睾丸血肿和睾丸撕裂,与隐囊血肿有关或无关。

睾丸错位比较罕见,常见于交通意外,可发生于双侧。可能的错位按频率可分为腹股沟浅部(50%)、耻骨(18%)、阴茎(8%)、腹股沟管(8%)、真腹腔(6%)、会阴(4%)、髋臼(4%)以及腿部(2%)。

外伤性睾丸错位需行人工复位以及睾丸固定术。如不能实施人工复位,需立即行睾丸固定术[28]。

睾丸血肿如小于对侧睾丸的 3 倍,则可行保守治疗[27]。对于大血肿或进行性增大的血肿,由于保守治疗常常失败,事实上需要后续手术处理。与延迟手术相比,早期手术干预可保住 90%的患者睾丸,而延迟手术会导致 45%～55%的病例最终行睾丸切除[29-31]。

睾丸破裂或撕裂伤主要是由于外伤压迫睾丸至耻骨下支或耻骨联合,导致睾丸白膜破裂、出血以及睾丸实质破出至阴囊。

睾丸破裂时阴囊较为敏感,常常合并局部肿胀及淤血,睾丸较难触诊。超声影像显示不规则睾丸外形,睾丸内或外部血肿,伴有睾丸实质的局部高回声或低回声区域,分别对应于出血或梗死部位[32]。

一旦怀疑睾丸破裂,常提示行手术探查,评估血肿,坏死组织清创并缝合破裂的白膜[31,32]。

13.4.2 阴囊穿透伤

穿透伤常见于枪伤,同时也可见于穿刺、动物袭击以及患者自残。

穿透伤导致的睾丸破裂或撕裂,其处理方法与钝器伤相同,即保守性的坏死组织清创。根据损伤程度,可行睾丸或阴囊组织重建。对于精索受损和完全血管离断的患者,如有可能,需立即行手术探查以及显微血管吻合术。

无法进行保守手术治疗时,需行睾丸切除术[27,31,32]。

13.5 睾丸癌

13.5.1 简介

睾丸癌约占泌尿系统肿瘤的5%,在西方国家每年每10万男性中新发病例为3~10例[33]。

随着高频超声的普及,偶发的小睾丸肿块不断增加[34]。这种小肿块一般体检无法扪及,其直径小于25 mm,位于阴囊内,且超过70%的病例最终被诊断为Ⅰ期[35]。早期发现以及对化疗、放疗的较好反应使得各种类型睾丸癌的治疗率均较高[33]。

睾丸癌可分为三类:生精细胞肿瘤(90%~95%)、生殖腺间质肿瘤和混合瘤(表13.1)[36]。

表13.1 睾丸肿瘤的病理分类

生精细胞肿瘤	生殖腺间质肿瘤	混合非特异性间质肿瘤
小管内生精细胞瘤	间质细胞肿瘤	卵巢上皮性肿瘤
精原细胞瘤	恶性间质细胞肿瘤	睾丸网和集合管肿瘤
精母细胞精原细胞瘤	支持细胞肿瘤	非特异性间质的良性肿瘤
胚胎癌	恶性支持细胞肿瘤	
卵黄囊肿瘤	颗粒细胞瘤	
绒毛膜癌	泡膜细胞瘤/纤维瘤	非特异性间质的恶性肿瘤
畸胎瘤	未完全分化或混合性腺肿瘤	
多种组织学特征的肿瘤	性腺母细胞瘤	

13.5.2 睾丸癌诊断

睾丸癌的术前诊断依赖于睾丸触诊发现睾丸结节以及腹股沟肿大淋巴结。随后的超声需进一步检测双侧睾丸及后腹膜,明确有无转移。

血清肿瘤指标,睾丸切除术前及术后 5～7 天需检测 AFP、hCG 及 LDH[37]。需行全身 CT,评估腹膜后、纵隔继锁骨上淋巴结,明确有无转移。

睾丸、白膜及精索全部切除后,最终的诊断依赖于肿块病理检测。双侧睾丸肿瘤[38]、仅有一侧睾丸或术中冰冻切片发现的偶发小睾丸肿瘤可行器官保留手术[39]。

13.6 睾丸癌 TNM 分期(表 13.2)[37]

表 13.2 睾丸癌 TNM 分期[37]

pT	原发肿瘤[a]
pTX	原发肿瘤无法检测到
pT0	无原发肿瘤的证据(如睾丸组织瘢痕)
pTis	小管内生精细胞瘤(睾丸上皮内瘤)
pT1	肿瘤局限于睾丸和附睾,无血管淋巴侵袭;肿瘤可侵及白膜,但没有侵及鞘膜
pT2	肿瘤局限于睾丸和附睾,且侵及血管淋巴;或者肿瘤突破白膜,侵及鞘膜
pT3	肿瘤侵及精索,伴或不伴有血管或淋巴侵袭
pT4	肿瘤侵及阴囊,伴或不伴有血管或淋巴侵袭
N: 临床区域淋巴结	
NX	区域淋巴结无法检测到
N0	无区域淋巴结转移
N1	单个淋巴结转移灶最大径小于等于 2 cm 或多个淋巴结转移灶;无淋巴转移灶大于 2 cm
N2	单个淋巴结转移灶最大径大于 2 cm 但小于 5 cm 或多个淋巴结转移灶;任何一个淋巴转移灶大于 2 cm 且小于 5 cm
N3	单个淋巴结转移灶最大径大于 5 cm
pN: 病理区域淋巴结	
pNX	区域淋巴结无法检测到
pN0	无区域淋巴结转移

pN1	单个淋巴结转移灶最大径小于等于 2 cm 且小于等于 5 个淋巴结转移灶;无淋巴结转移灶大于 2 cm
pN2	单个淋巴结转移灶最大径大于 2 cm 但小于 5 cm;或大于 5 个淋巴结转移灶且单个均不大于 5 cm;或有肿瘤淋巴结外转移的证据
pN3	单个淋巴结转移灶最大径大于 5 cm

M：远处转移	
MX	远处转移无法检测到
M0	无远处转移
M1	有远处转移
M1a	非区域淋巴结或肺部
M1b	其他位置

S：血清肿瘤指标

SX	无法行或未行血清指标检测		
S0	血清指标正常		
	LDH(U/I)	hCG(mIU/ml)	AFP(ng/ml)
S1	$<1.5\times N$ 且	$<5\ 000$ 且	$<1\ 000$
S2	$<1.5\sim10\times N$ 或	$5\ 000\sim50\ 000$ 或	$1\ 000\sim10\ 000$
S3	$>10\times N$ 或	$>50\ 000$ 或	$>10\ 000$

注：a 在分期 pTis 及 pT4,为了分类目的,根治性睾丸切除并不是必需的;而在其他分期中,原发肿瘤可在根治性切除后进行;参见 pT。在其他情况下,如未行根治性睾丸切除,一般使用 TX。

LDH,乳酸脱氢酶;N,LDH 检测正常值上限;hCG,人绒毛膜促性腺激素;AFP,甲胎蛋白。

13.6.1　睾丸癌治疗指南

13.6.1.1　精原细胞瘤Ⅰ期

由于复发率较低(<6%),最为推荐的处理是术后监测[37],不建议放疗作为辅助治疗。除了监测,也可选择基于卡铂的一周期化疗[40]。

13.6.1.2　非精原细胞性生殖细胞肿瘤Ⅰ期

治疗取决于是否发生血管侵袭:如无血管侵袭(复发/转移风险低),建议长期(至少 5 年)紧密监测随访[41],也可选择辅助性化疗或保留神经的后腹膜淋巴结切除;如术中发现侵及淋巴结,两周期 PEB(顺铂、依托泊苷、博来霉素)化疗是最佳选择。

如已侵及血管(pT2~pT4),高转移风险提示需行两周期 PEB[42] 化疗,如患者不愿意行辅助化疗,可选择监测随访或保留神经的后腹膜淋巴结切除[43]。

如在后腹膜淋巴结切除时发现病理分期为Ⅱ期,需考虑进一步化疗。

13.6.1.3 转移性生殖细胞肿瘤

如发现ⅡA/B期的小体积非精原细胞的生殖细胞肿瘤,且伴有肿瘤指标升高,需行 3~4 周期 PE(顺铂、依托泊苷)化疗;如肿瘤指标不升高,则后腹膜淋巴结切除/睾丸切除术后 6 周活检后行组织学分析并化疗[44]。

如非精原细胞性生殖细胞肿瘤超过ⅡC期,根据预后情况,3 或 4 周期的 PEB 化疗是主要的治疗选择[44]。

如血清肿瘤指标正常,则在化疗后切除残余肿瘤(非精原细胞性生殖细胞肿瘤)。

ⅡA/B期精原细胞瘤可行放疗;在相应预后情况下具有相同治疗计划的患者,化疗可作为非精原细胞性生殖细胞肿瘤的一种挽救治疗。

针对 CS ⅡB期精原细胞瘤,相对于放疗,化疗(4 周期 EP 或 3 周期 PEB)也是可选的。

精原细胞瘤大于等于ⅡC期,与非精原细胞性生殖细胞肿瘤的治疗相同,须行化疗[45]。

13.6.2 睾丸间质肿瘤

睾丸间质肿瘤较为罕见(在所有睾丸肿瘤中<10%);在所有良性或恶性睾丸间质肿瘤中,间质细胞肿瘤和支持细胞肿瘤最为常见[46]。

13.6.3 睾丸间质细胞肿瘤

间质细胞肿瘤占成人睾丸肿瘤的 1%~3%,儿童睾丸肿瘤的 3%[46,47]。其中,仅有 7%~10%是恶性的,在青春期前人群中未发现过恶性肿瘤[47]。

睾丸间质细胞肿瘤临床表现为无痛性睾丸肿大,经常在睾丸超声检查中偶然发现,常伴有激素分泌异常(80%)[48]。目前,普遍认为睾丸部分切除术预后较好[47-50],但是间质细胞肿瘤需病理确诊,因此术中冰冻是必需的[47]。术中冰冻一旦发现是恶性肿瘤,睾丸切除术以及保留神经的后腹膜淋巴结切除是最好的选择[46]。

13.6.4 睾丸支持细胞肿瘤

睾丸支持细胞肿瘤比间质细胞肿瘤更为罕见,约占所有睾丸肿瘤的

1%,其中恶性肿瘤约占 10%。临床表现类似于间质细胞肿瘤,常为偶然发现[46]。

术中冰冻病理和保留器官的手术是较好的治疗选择,但如病理显示为恶性,须行睾丸切除术以及保留神经的后腹膜淋巴结切除[49]。

13.6.5 结论

最常见的睾丸肿瘤来源于生精细胞,目前诊断方法的进步使得能够在早期发现肿瘤。

早期行睾丸切除术具有较高的治愈率。

在中晚期病例,综合治疗也能够获得可接受的生存率。根据最初的分期制订治疗中的随访计划。

睾丸间质肿瘤较为罕见且常为良性肿瘤,可通过术中冰冻及保留器官手术进行治疗。如术中冰冻发现是恶性肿瘤,可行睾丸切除术及保留神经的后腹膜淋巴结切除。

参考文献

隐睾

1. Krane MB, Siroki RJ, Fitzpatrick RV (1999). Clinical Urology. ISIS publications, Chicago (Ill.- USA)
2. Berkowitz GS, Lapinski RH, Dolgin SE et al (1993) Prevalence and natural history of cryptorchidism. Pediatrics 92(1): 44 - 49
3. Tekgül S, Dogan HS, Hoebeke P et al. Guidelines on pediatric urology. http://www.uroweb.org/gls/pdf/23%20Paediatric%20Urology_LR%20March%2025th.pdf
4. Blandy J Kaisary A (2010) Lecture Notes: Urology. 6th Edition. Wiley-Blackwell, NY, U.S.A.
5. Rabinowitz R, Hulbert WC Jr (1997) Late presentation of cryptorchidism: the etiology of testicular re-ascent. J Urol 157(5): 1892 - 1894
6. Cisek LJ, Peters CA, Atala A et al (1998) Current findings in diagnostic laparoscopic evaluation of the nonpalpable testis. J Urol 160(3 Pt 2): 1145 - 1149; discussion 1150
7. Hadziselimovic F, Hocht B, Herzog B et al (2007) Infertility in cryptorchidism is linked to the stage of germ cell development at orchidopexy. Horm Res 68(1): 46 - 52
8. Hadziselimovic F, Herzog B (2001) The importance of both an early orchidopexy and germ cell maturation for fertility. Lancet 358(9288): 1156 - 1157
9. Schwentner C, Oswald J, Kreczy A et al (2005) Neoadjuvant gonadotropin releasing hormone therapy before surgery may improve the fertility index in undescended testes — a prospective randomized trial. J Urol 173(3): 974 - 977
10. Jordan GH, Winslow BH (1994) Laparoscopic single stage and staged orchiopexy. J Urol 152(4): 1249 - 1252
11. Bloom DA (1991) Two-step orchiopexy with pelviscopic clip ligation of the spermatic vessels. J Urol 145(5): 1030 - 1033
12. Esposito C, Iacobelli S, Farina A et al (2010) Exploration of inguinal canal is mandatory in cases of non palpable testis if laparoscopy shows elements entering a closed inguinal ring. Eur J

Pediatr Surg 20：138 - 139

睾丸微石症

13. von Eckardstein S，Tsakmakidis G，Kamischke A，Rolf C，Nieschlag E（2001）Sonographic testicular microlithiasis as an indicator of premalignant conditions in normal and infertile men. J Androl 22：818 - 824

14. de Gouveia Brazao CA，Pierik FH，Oosterhuis JW，Dohle GR，Looijenga LH，Weber RF（2004）Bilateral testicular microlithiasis predicts the presence of the precursor of testicular germ cell tumors in subfertile men. J Urol 171：158 - 160

15. Peterson AC，Bauman JM，Light DE，McMann LP，Costabile RA（2001）The prevalence of testicular microlithiasis in an asymptomatic population of men 18 to 35 years old. J Urol 166：2061 - 2064

16. van Casteren NJ，Looijenga LH，Dohle GR（2009）Testicular microlithiasis and carcinoma in situ overview and proposed clinical guideline. Int J Androl 32：279 - 287

17. Yee WS，Kim YS，Kim SJ，Choi JB，Kim SI，Ahn HS（2011）Testicular microlithiasis：prevalence and clinical significance in a population referred for scrotal ultrasonography. Korean J Urol 52(3)：172 - 177

18. Richenberg J，Brejt N（2012）Testicular microlithiasis：is there a need for surveillance in the absence of other risk factors? Eur Radiol 22(11)：2540 - 2546

19. Jungwirth A，Giwercman A，Tournaye H et al.（2012）European Association of Urology guidelines on Male Infertility：the 2012 update. Eur Urol. 62(2)：324 - 332

20. Derogee M，Bevers RF，Prins HJ et al（2001）Testicular microlithiasis，a premalignant condition：prevalence，histopathologic findings，and relation to testicular tumor. Urology 57(6)：1133 - 1137

21. Miller FN，Sidhu PS（2002）Does testicular microlithiasis matter? A review. Clin Radiol 57：883 - 890

22. Dagash H，Mackinnon EA（2007）Testicular microlithiasis：what does it mean clinically? BJU Int 99：157 - 160

23. DeCastro BJ，Peterson AC，Costabile RA（2008）A 5-year followup study of asymptomatic men with testicular microlithiasis. J Urol 179(4)：1420 - 1423

24. Serter S，Gümüş B，Unlü M，Tunçyürek O，Tarhan S，Ayyildiz V，Pabuscu Y（2006）Prevalence of testicular microlithiasis in an asymptomatic population. Scand J Urol Nephrol 40：212 - 214

25. Richenberg J，Brejt N（2012）Testicular microlithiasis：is there a need for surveillance in the absence of other risk factors? Eur Radiol 22(11)：2540 - 2546

26. Tan IB，Ang KK，Ching BC，Mohan C，Toh CK，Tan MH（2010）Testicular microlithiasis predicts concurrent testicular germ cell tumors and intratubular germ cell neoplasia of unclassified type in adults：a meta-analysis and systematic review. Cancer 116（19）：4520 - 4523

睾丸外伤

27. Summerton DJ，Kitrey ND，Lumen N，Serafetinidis E，Djakovic N（2012）．EAU guidelines on iatrogenic trauma. Eur Urol 62(4)：628 - 639

28. Schwartz SL，Faerber GJ（1994）Dislocation of the testes，as a delayed presentation of scrotal trauma. Urology 43：743

29. Cass AS，Luxenberg M（1991）Testicular injuries. Urology 37(6)：528 - 530

30. Lee SH，Bak CW，Choi MH，Lee HS，Lee MS，Yoon SJ（2008）Trauma to male genital organs：a 10 year review of 156 patients，including 118 treated by surgery. BJU Int 101：211 - 215

31. Buckley JC，McAninch JW（2006）The diagnosis，management，and outcomes of pediatric

renal injuries. Urol Clin North Am 33(1): 33 - 40

32. Deurdulian C, Mittelstaedt CA, Chong WK, Fielding JR (2007) US of acute scrotal trauma: optimal technique, imaging findings, and management. Radiographics 27(2): 357 - 369

睾丸癌

33. La Vecchia C, Bosetti C, Lucchini F et al (2010) Cancer mortality in Europe, 2000 - 2004, and an overview of trends since 1975. Ann Oncol 21(6): 1323 - 1360

34. Steiner H, Holtl L, Maneschg C, Berger AP, Rogatsch H, Bartsch G, Hobisch A (2003) Frozen section analysis-guided organ-sparing approach in testicular tumors: technique, feasibility, and longterm results. Urology 62: 508 - 513

35. Curado MP, Edwards B, Shin R et al (eds) (2007) Cancer incidence in five continents, vol 9, IARC Scientific Publications No. 160. International Association for Research on Cancer, Lyon

36. WHO histological classification of testis tumours (2004) In: Eble JN, Sauter G, Epstein JI, Sesterhenn IA (eds) Pathology and genetics. Tumours of the urinary system and male genital organs. IARC Press, Lyon, pp 250 - 262

37. Albers P, Albrecht W, Algaba F, Bokemeyer C, Cohn-Cedermark G, Fizazi K, Horwich A, Laguna MP, European Association of Urology (2011) EAU guidelines on testicular cancer: 2011 update. Eur Urol 60(2): 304 - 319

38. Giannarini G, Dieckmann KP, Albers P et al (2010) Organ-sparing surgery for adult testicular tumours: a systematic review of the literature. Eur Urol 57: 780 - 790

39. Gentile G, Brunocilla E, Franceschelli A et al (2013) Can testis-sparing surgery for small testicular masses be considered a valid alternative to radical orchiectomy? A prospective single centre study. Clin Genitourin Cancer 11: 522 - 526

40. Schoffski P, Hohn N, Kowalski R et al (2007) Health-related quality of life (QoL) in patients with seminoma stage I treated with either adjuvant radiotherapy (RT) or two cycles of carboplatinum chemotherapy (CT): results of a randomized phase III trial of the German Interdisciplinary Working Party on Testicular Cancer. ASCO Annual Meeting Proceedings. Part 1. J Clin Oncol 25(Suppl 18S): 5050

41. Oliver RT, Ong J, Shamash J et al (2004) Long-term follow-up of Anglian Germ Cell Cancer Group surveillance versus patients with stage 1 nonseminoma treated with adjuvant chemotherapy. Urology 63: 556 - 561

42. Tandstad T, Dahl O, Cohn-Cedermark G et al (2009) Risk-adapted treatment in clinical stage I nonseminomatous germ cell testicular cancer: the SWENOTECA management program. J Clin Oncol 27: 2122 - 2128

43. Donohue JP, Thornhill JA, Foster RS et al (1995) Clinical stage B nonseminomatous germ cell testis cancer: the Indiana University experience (1965 - 1989) using routine primary retroperitoneal lymph node dissection. Eur J Cancer 31A: 1599 - 1604

44. International Germ Cell Cancer Collaborative Group (1997) International Germ Cell Consensus Classification: a prognostic factor-based staging system for metastatic germ cell cancers. J Clin Oncol 15: 594 - 603

45. Krege S, Beyer J, Souchon R et al (2008) European consensus conference on diagnosis and treatment of germ cell cancer: a report of the second meeting of the European Germ Cell Cancer Consensus group (EGCCCG): part I. Eur Urol 53: 478 - 496

46. Risk MC, Porter CR (2009) Management of non-germinal testicular tumors. World J Urol 27: 507 - 512

47. Thomas JC, Ross JH, Kay R (2001) Stromal testis tumors in children: a report from the prepubertal testis tumor registry. J Urol 166: 2338 - 2340

48. Carmignani L, Colombo R, Gadda F et al (2007) Conservative surgical therapy for Leydig cell tumor. J Urol 178: 507 - 511

49. Brunocilla E，Gentile G，Schiavina R et al (2013) Testis-sparing surgery for the conservative management of small testicular masses：an update. Anticancer Res 33(11)：5205 - 5210
50. Bozzini G，Rubino B，Maruccia S et al (2014) Role of frozen section examination in the management of testicular nodules：a useful procedure to identify benign lesions. Urol J. 2014；11(3)：1687 - 1691

内分泌性不育

14

Giorgio D. Piubello
刘凯峰　译，张国辉　审校

14.1　定义

　　这一章节涵盖了影响正常男性内分泌平衡引起精子发生改变的所有疾病。睾丸（或垂体-下丘脑抑或其他的内分泌腺体）出现病变以及外源性物质（内分泌干扰物）都可以导致精子发生改变。

14.2　流行病学

　　18%～30%的男性不育是由内分泌因素导致的[1]。

14.3　病因机制

14.3.1　性腺功能低下

　　性腺的发育、内分泌功能以及生殖功能受下丘脑-垂体性腺轴调控。下丘脑中特定的神经元脉冲式分泌促性腺激素释放激素（GnRH），GnRH可以调节由垂体分泌的促性腺激素的分泌。而垂体前叶分泌的黄体生成素（LH）及卵泡刺激素（FSH）则可以促进类固醇激素的分泌及睾丸中生殖细胞的生成。这整个过程是通过体内分泌物、生物周期信号以及外部刺激的复杂交互作用来调控的。

　　男性性腺功能低下是指主要表现为睾丸功能低下的一组临床症状。这种症状可能由睾丸本身存在问题而导致（原发性性腺功能低下或高促性腺素性功能低下），也可能由垂体分泌促性腺激素不足而导致（促性腺激素缺乏性性腺功能低下）。垂体分泌不足（继发性性腺功能低下）以及下丘脑GnRH分泌改变会导致这种症状。男性性腺功能低下类别见表14.1。

　　随着年龄的增加，雄激素下降引起的迟发性性腺功能低下，原因反而在于下丘脑-垂体或睾丸。

表 14.1 男性性腺功能低下类别

继发性性腺功能低下(促性腺激素缺乏性性腺功能低下)
  全垂体功能减退
  垂体促性腺功能障碍
  单纯性 LH 缺乏症
  单纯性 FSH 缺乏症
  改变 LH 生理活性
  改变 FSH 生理活性
原发性性腺功能低下(促性腺激素增多性性腺功能低下)
  先天性或获得性无睾症
  隐睾症
  流行性腮腺炎性睾丸炎
  遗传或发育因素：克兰费尔特综合征，雄激素受体缺乏症，LH 受体及酶缺乏
  纯睾丸支持细胞综合征
  放、化疗
  睾丸损伤
  睾丸扭转

孤立性 FSH 和 LH 的缺乏也有报道。孤立性 LH 缺乏表现出无睾的体征，睾丸较大，射精量少并且精子少。血浆中睾酮低而 FSH 水平正常。

孤立性 FSH 缺乏也是一种罕见的疾病，可存在男性特征正常和睾酮的水平正常，但存在 FSH 水平较低，伴有少精子症或无精子症。其原因可能是一种特发性遗传缺陷卵泡雌激素 β 亚单位缺乏，或过量的抑制素 B(特发性或来自颗粒细胞瘤)。

14.3.2 先天性睾丸类固醇紊乱

肾上腺皮质和性腺都可以合成雄性激素。在这两个部位合成雄性激素的大部分步骤都是一致的，而其他的步骤只有在肾上腺皮质发生。类固醇生成过程中某一步骤酶的先天性缺失会直接导致下一步骤酶的缺失，并且造成前一步骤酶堆积过量。

一系列复杂的综合征是由于缺乏某些应该已被合成的激素，该激素的前体在循环中有所增加。

最常见的情况是男性胚胎中雄性化发育水平降低(男性假两性畸形)。有八个已知的酶缺陷能够影响睾酮的合成，其中最常见的是 21-羟化酶的缺乏，占 95%。

14.3.3 雄激素不敏感综合征

雄激素不敏感综合征是由于雄激素受体和 5α-还原酶的减少，不能表达

雄激素作用。男性化缺陷对个体的影响多种多样,根据表型主要分成五大类,从完全的睾丸女性化综合征到轻微的男性化缺陷。精子发生通常是缺失或是减少的,但在一些罕见的病例中也可能正常。

14.3.4　其他内分泌疾病

14.3.4.1　高催乳素血症

慢性催乳素过量干扰性腺功能,降低睾酮水平,导致少精子症。高催乳素血症抑制睾丸功能的机制尚未完全明确,但实验数据表明,它可能是在垂体-下丘脑水平(通过减少 GnRH/促性腺激素分泌)和睾丸水平(通过干扰睾酮合成和分泌)综合作用的结果。精子发生的改变可能继发于睾酮缺乏,但催乳素是否在曲细精管水平起抑制作用仍然未知。

无症状的不育男性患者不推荐常规检查催乳素水平。事实上,可以通过药物或其他医源性因素造成催乳素的轻度增加,但这种增加的意义仍然没有确定。分泌催乳素的肿瘤是罕见的,催乳素水平超过 50 ng/ml 通常出现在大于 1 cm 的腺瘤中[2]。

14.3.4.2　甲状腺疾病

男性不育症在甲状腺疾病患者中更为常见,特别是在甲状腺功能亢进症患者中[3,4]。然而,无论是治疗前或治疗后,大多数甲状腺功能异常的男性并不患有不育症。如果存在甲状腺异常,往往会导致少精子症而不是无精子症。目前已经提出了以下机制:性类固醇代谢的改变,睾丸和垂体发育异常,性激素结合球蛋白(SHBG)的改变以及雌二醇水平的提高。严重的先天性甲状腺功能减退症可能导致下丘脑-垂体-性腺轴整体发育异常。

14.3.4.3　生长激素改变

有一些数据证实生长激素(GH)在生殖内分泌功能障碍中起到了一定作用[5]。事实上,很难找到一种测量 GH 分泌模式的可靠方法,而这种分泌模式恰恰可能与生育相关。然而,肢端肥大症可能抑制精子发生[6]。

14.3.4.4　雌激素过多

高水平的雌激素主要由脂肪组织周围芳香化引起,主要表现在肥胖患者中,它能抑制垂体前叶功能[7],因此也抑制精子发生。

14.3.4.5　库欣综合征

库欣综合征患者中,糖皮质激素过量不仅能抑制 LH 的功能,也可以直接作用,影响精子发生和障碍成熟[8]。

14.3.4.6　糖尿病

糖尿病患者的不育率高于平均水平(原发性和继发性不育分别为 16% 和

19.1％）[9]。体重超重,特别是肥胖,似乎是导致不孕不育的主要因素。三个主要的机制可解释糖尿病患者的精子损伤:内分泌失调,糖尿病神经病变,氧化应激。在胰岛素依赖型糖尿病中:

(1) 胰岛素对间质细胞刺激作用不足会导致间质细胞功能下降和睾酮量减少。

(2) 胰岛素依赖 FSH 下降会降低 LH 水平。

(3) FSH 下降也减少精子的生成数目和降低生育能力。

综上,在糖尿病患者中,血清睾酮水平降低,促性腺激素水平升高。此外,在睾丸间质细胞可观察到类固醇生成的缺陷。

14.3.5 内分泌干扰物

男性不育内分泌处理是从去除可能的内分泌干扰物开始的[10]。

环境中的微量污染物,特别是类固醇类似物(供水、食物等),可能会导致男性生育能力的整体下降。

植物雌激素使用增多也被认为起到了一定作用。事实上,许多膳食补充剂含有类似睾酮及雌激素的植物雌激素。

14.4 诊断

临床病史和体格检查是诊断的基础:阴茎和睾丸体积,重量,高度和第二性征都应评估。头痛,发生视觉障碍,双颞侧视野损伤,颅神经麻痹和脑脊液鼻漏也应进行研究。一小部分的基础激素(睾酮、LH、FSH、雌二醇、SHBG、催乳素)通常可以足够诊断(图 14.1)[11]。应该记住,FSH 和 LH 分泌呈短脉冲式,单次的测量可能不足以明确诊断。

14.4.1 动态监测

持续性激素临界低值可以通过促性腺激素释放激素刺激试验、克罗米芬刺激试验和人绒毛膜促性腺激素(hCG)刺激试验进一步评估[12]。

14.4.1.1 促性腺激素释放素刺激试验

这个测试是在低睾酮水平的成年男性以及促性腺激素水平正常或接近正常的成年男性中进行。患者接受 100 μg 静脉注射 GnRH。LH 和 FSH 如预期升高,峰值发生在 15～60 min。LH 增加 3 倍,而 FSH 增加20％～50％。

14.4.1.2 克罗米芬刺激试验

此测试用于可疑缺乏促性腺激素的患者,克罗米芬在中央主要起抗雌激

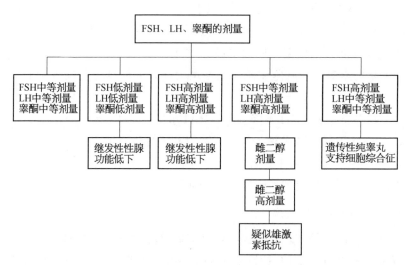

图 14.1　男性性腺功能低下症的诊断流程

素作用,在外周主要起弱雌激素作用。中央的抗雌激素作用,阻断雌激素对 GnRH 释放的负反馈,使 LH 和 FSH 升高。正常情况下,患者每天服用 100 mg 枸橼酸克罗米芬,服用 5～7 日,LH 会升高 1 倍,FSH 升高 20%～50%。

14.4.1.3　人绒毛膜促性腺激素刺激试验

hCG 刺激试验用于鉴别诊断成人睾丸合并垂体功能衰竭与继发性性腺功能低下。刺激时,单剂量 5 000 IU hCG 肌内注射,以及每 24 h 在基线测量睾酮至第 5 日。在成人性腺中,注射 hCG 后睾酮未升高提示睾丸组织功能缺失;相反,睾酮上升则表明睾丸间质细胞功能完整。在无原发性睾丸异常的促性腺激素缺乏患者中,hCG 刺激试验后睾酮会升高 2 倍。

14.5　治疗

有一些部位会受到选择性药物的影响(图 14.2)。

14.5.1　雌激素受体调节

克罗米芬及他莫昔芬都属于选择性雌激素受体调节剂(SERMs),在垂体水平抑制雌激素受体,继而 FSH 和 LH 水平升高。因此,睾酮的增加,有利于精子的生长和成熟[13]。

克罗米芬可以单独用于治疗性腺功能低下症和少精子症[14]。起始剂量为 25 mg,每日 1 次;通常克罗米芬是 50 mg 的片剂,起始剂量为 50 mg,隔日 1

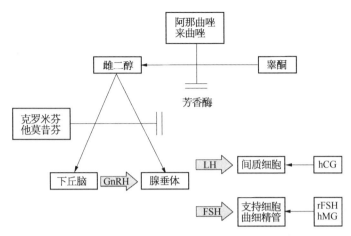

图 14.2　治疗性腺功能低下导致的男性不育患者的药物作用位点

次。如睾酮水平仍然较低,克罗米芬可升高至 100 mg,每日 1 次。

克罗米芬也被用于低性腺水平的无精子症患者。睾丸中睾酮的增加可能有利于射出足够多的精子。他莫昔芬用于相同的适应证[15],单次剂量为 10 mg,每日 1 次。

14.5.2　芳香酶抑制剂

阿那曲唑和来曲唑是芳香酶抑制剂,服用它们直接限制了雌激素反馈到垂体,从而增加 FSH 和 LH 的生成[16]。一部分严重少精男性的芳香酶活性高度增加,继而导致低睾酮水平以及高雌激素水平。芳香酶抑制剂可以增加内源性睾酮的产生和血清睾酮水平。用芳香酶抑制剂治疗男性不育与精子生成增加以及非梗阻性无精子患者精子重新生成相关。

阿那曲唑(1 mg,每日 1 次)和来曲唑(2.5 mg,每日 1 次)被用于治疗精子发生障碍,尽管这不是其说明书上的用途。

氯米芬[17](克罗米芬的一种异构体)正在进行治疗性腺功能低下男性不育症的 3 期临床试验。

14.5.3　促性腺激素

选择性雌激素受体调节剂和芳香酶抑制剂是有效且相对廉价的,因而作为一线药物用于治疗性腺功能低下的男性不育患者的内分泌功能障碍。

然而,在严重的低促性腺激素性性腺功能低下的情况下,LH 的同源物 hCG 是治疗的金标准[18]。hCG 2 000 IU 皮下注射,每周 3 次,通常足以达到所需的睾酮水平和诱导精子发生。直接服用睾酮已被证明是无效的[19,20]。

采取先天性的形式,一次 6 个月的注射通常需要遵循重组 FSH 或 FSH 类似物的使用,如人绝经期促性腺激素。通常的剂量是 75 IU 或 150 IU,每周 3 次,而通常的小瓶含有 75 IU。即使在获得性低促性腺激素引起的性腺功能低下中,联合使用 hCG、FSH 类似物可能比单独使用 hCG 刺激精子发生更有效。

14.5.4 未来期望疗法

特发性男性不育治疗的新方向是个性化的药物遗传学治疗。

基因治疗是现代医学的前沿之一。病毒载体可以作为传递装置重新构建一个在细胞功能中起着关键作用的蛋白的启动子序列。不幸的是,在精子发生过程中所涉及的基因位点仍然鲜为人知。此外,它可能很难避免在基因治疗睾丸伴或不伴精子时影响其他生殖细胞系。睾丸支持细胞,因其特殊的耐受性,可能代表了细胞基因治疗的一个理想候选。

未来进一步还可能进行组织移植和精原干细胞移植。

参考文献

1. Isaia GC, Di Stefano M, Borin F, Gola D, Sciolla A (1997) Inquadramento clinic dell'ipogonadismo maschile. In: Molinatti GM, Fontana D (eds) Andrologia. Fisiopatologia e clinica. Verducci Editore, Roma, pp 157 – 166
2. Carter JN, Tyson JE, Tolis G, Van Vliet S, Faiman C, Friesen HG (1978) Prolactin secreting tumours and hypogonadism. N Engl J Med 299: 847 – 852
3. Rajender S, Monica MG, Walter L, Agarwal A (2011) Thyroid, spermatogenesis, and male infertility. Front Biosci 3: 843 – 855
4. Krassas GE, Poppe K, Glinoer D (2010) Thyroid function and human reproductive health. Endocr Rev 31: 702 – 755
5. Shoham Z, Zalel Y, Jacobs HS et al (1994) The role of growth hormone in male infertility. Clin Endocrinol 41: 1 – 5
6. Auger J, Kunstmann JM, Czyglik F et al (1995) Decline in semen quality among fertile men in Paris during the past 20 years. N Engl J Med 332: 281 – 285
7. Michalakis K, Mintziori G, Kaprara A, Tarlatzis BC, Goulis DG (2013) The complex interaction between obesity, metabolic syndrome and reproductive axis: a narrative review. Metabolism 62: 457 – 478
8. Gabrilove JL, Nicolis GL, Sohval AR (1974) The testis in Cushing's syndrome. J Urol 112: 95 – 99
9. La Vignera S, Condorelli R, Vicari E, D'Agata R, Calogero AE (2012) Diabetes mellitus and sperm parameters. J Androl 33: 145 – 153
10. Knez J (2013) Endocrine-disrupting chemicals and male reproductive health. Reprod Biomed Online 26: 440 – 448
11. Sussman EM, Chudnovsky A, Niederberger CS (2008) Hormonal evaluation of the infertile male: has it evolved? Urol Clin North Am 35: 147 – 155
12. Isidori AM, Giannetta E, Lenzi A (2008) Male hypogonadism. Pituitary 11: 171 – 180
13. Chua ME, Escusa KG, Luna S, Tapia LC, Dofitas B, Morales M (2013) Revisiting oestrogen

antagonists (clomiphene or tamoxifen) as medical empiric therapy for idiopathic male infertility: a meta-analysis. Andrology 1: 749 - 757

14. Roth LW, Ryan AR, Meacham RB (2013) Clomiphene citrate in the management of male infertility. Semin Reprod Med 31: 245 - 250

15. Moein MR, Tabibnejad N, Ghasemzadeh J (2012) Beneficial effect of tamoxifen on sperm recovery in infertile men with nonobstructive azoospermia. Andrologia 44(Suppl 1): 194 - 198

16. Schlegel PN (2012) Aromatase inhibitors for male infertility. Fertil Steril 98: 1359 - 1362

17. Kaminetsky J, Werner M, Fontenot G, Wiehle RD (2013) Oral enclomiphene citrate stimulates the endogenous production of testosterone and sperm counts in men with low testosterone: comparison with testosterone gel. J Sex Med 10: 1628 - 1635

18. Paradisi R, Natali F, Fabbri R, Battaglia C, Seracchioli R, Venturoli S (2013) Evidence for a stimulatory role of high doses of recombinant human follicle-stimulating hormone in the treatment of male-factor infertility. Andrologia. doi: 10.1111/and.12194

19. World Health Organization Task Force on the Diagnosis and Treatment of Infertility (1989) Mesterolone and idiopathic male infertility: a double-blind study. Int J Androl 12: 254 - 264

20. Comhaire F (1990) Treatment of idiopathic testicular failure with high-dose testosterone undecanoate: a double-blind pilot study. Fertil Steril 54: 689 - 693

医源性不育症

Giovanni Beretta
方 冬 译,张国辉 审校

15

15.1 简介

很多日常医疗过程中所开展的手术或使用的化疗药物都会造成男性不育症[1]。当患者的精液异常是由于药物或手术原因所致时,称之为医源性不育症[2]。西欧的综述中认为,医源性不育症在男性及女性不育症患者中的比例约占5%,在非洲这一比例则更高[3]。

15.2 化疗药物

在治疗肿瘤或自身免疫疾病中所应用的化疗药物可以影响生育。

烷化剂类药物对生育能力的损害最大,包括环磷酰胺、苯丁酸氮芥、白消安(马利兰)、丙卡巴肼、亚硝基脲(卡莫司汀、洛莫司汀)、氮芥(盐酸氮芥)、L-苯丙氨酸氮芥(美法仑)等。此外,当大剂量使用时,一些用来治疗睾丸癌的药物如铂类化疗药(顺铂、奥沙利铂)或博来霉素等,也可能影响生育能力。

15.2.1 环磷酰胺

环磷酰胺是处方量最大的化疗药物之一。这种经常应用于生育期男性的药物既可以抗肿瘤,也可以用作免疫抑制剂。当使用量较大或联合其他药物使用时,可以造成严重的生殖细胞损伤[4]。其对生精细胞的损伤是剂量依赖型的,每日用量超过 3.7 mg/kg 即可产生少精子症甚至无精子症,并且这种改变通常不可逆。环磷酰胺也可以影响间质细胞的功能而减少睾酮的分泌,间接导致不育症[5]。

15.2.2 苯丁酸氮芥

苯丁酸氮芥是一种可用作烷化剂的芳香氮芥,常用来治疗淋巴瘤及白血病。其可以影响生精过程并常导致无精子症,不同患者之间生育功能的恢复差异很大。

　　苯丁酸氮芥在多种肿瘤的治疗中常与其他抗肿瘤药物合用以达到疗效最大化。这种联合用药常常给生精功能带来各种各样的影响[5](表15.1)。

表 15.1　可能导致男性不育症的药物

化疗药物（作用剂量）	已知的对精液的作用
苯丁酸氮介($1.4~g/m^2$)	长期或永久的无精子症
环磷酰胺($19~g/m^2$)	
丙卡巴肼($4~g/m^2$)	
美法仑($140~mg/m^2$)	
顺铂($500~mg/m^2$)	
洛莫司汀($1~g/m^2$)	青春期前治疗可导致成年后无精子症
环己亚硝脲($500~mg/m^2$)	
白消安($600~mg/m^2$)	可能导致无精子症；此外由于常合并使用其他杀精类药物，会加重此效果
异环磷酰胺($42~g/m^2$)	
卡莫司汀($300~mg/m^2$)	
氮芥	
放线菌素 D	
阿霉素($770~mg/m^2$)	单独使用时仅导致暂时精子数目减少，合并使用上述药物时可导致无精子症
塞替派($400~mg/m^2$)	
阿糖胞苷($1~g/m^2$)	
长春碱($50~g/m^2$)	
长春新碱($8~g/m^2$)	
安吖啶	常规治疗方案仅导致暂时精子数目减少，合并使用上述药物时可导致无精子症
博来霉素	
达卡巴嗪	
柔红霉素	
表柔比星	
依托泊苷	
氟达拉滨	
氟尿嘧啶	

续　表

化疗药物（作用剂量）	已知的对精液的作用
6-巯基嘌呤	常规治疗方案仅导致暂时精子数目减少，合并使用上述药物时可导致无精子症
甲氨蝶呤	
米托蒽醌	
硫鸟嘌呤	

摘自 DeVita 等[5]。

　　由于治疗后的患者生精功能恢复正常的概率不超过50％，因此在患者进行相关治疗前建议行精液冻存是很重要的[6]。有些肿瘤本身就可以导致精液质量变差（即便在治疗前）[7,8]，如40％的霍奇金病和50％的睾丸肿瘤患者在诊断时就已经存在精子计数减少[9,10]。但这并不意味着患者无法考虑精子冻存，因为辅助生殖技术的发展已经可以使低质量的精液完成生育[11,12]。

15.3　一些常用的可能导致男性不育症的药物

　　尽管作用机制不同，已经有大量的药物被证明会对男性生育产生负面影响[2]。

　　影响生育的机制包括直接作用于生精细胞或支持细胞，作用于性腺轴，影响勃起或射精过程以及影响性欲等。

　　在针对男性进行完整的生育评估时，医师需要考虑患者所服用的药物、他的生活习惯（包括吸烟、饮酒、娱乐性药物滥用）。有可能单纯依靠停止继续服用有关药物就可以逆转其带来的很多副作用。

15.3.1　呋喃妥因

　　呋喃妥因被证明可以降低人和动物的精子数目。这种作用是暂时的，可以在停药后终止。

15.3.2　西咪替丁

　　西咪替丁是一种 H2 受体阻断剂，常被用来治疗消化不良。西咪替丁可作用于雄激素受体从而影响生精过程。这种作用是暂时的并且可逆[2]。

15.3.3　柳氮磺吡啶

　　柳氮磺吡啶被广泛应用于治疗各种炎症性肠病，尤其是溃疡性结肠炎。其可以带来精子数目和活力的下降并且改变精子头部形态，在停止治疗后精子数目和活力可以恢复正常[2]。

15.3.4 性激素

雌激素和雄激素会减少促性腺激素分泌,因此雄激素治疗会很快导致无精子症。

15.3.5 促性腺激素释放激素类似物和抗雄激素类药物

此类药物常被用来治疗激素依赖型前列腺癌,使用该类药物可以很快导致无精子症。抗雄激素类药物可以阻断雄激素的作用并可能导致勃起功能障碍。由于前列腺癌越来越普遍并且在成年人中发病率增加,以上治疗副作用需要充分考虑[13-15]。

15.4 放射治疗

第二次世界大战之后,随着核能的使用以及人类受到意外辐射的增加,人们越来越意识到放射线的作用可能导致生精功能停滞。1964年,MacLeod报道了在橡树岭核电站核泄漏事件被辐射的人群中超过半数发现了无精子症[16]。射线对于精原细胞的作用最强,尤其是B型精原细胞。

如果睾丸处于或接近靶区域的话,放射治疗可以减缓或阻碍精子的发生。铅板可以一定程度上保护睾丸,但射线其实是可以在体内"播散"的,因此不可能对睾丸进行完全的保护。

放射治疗后不育症的发生率与睾丸接受的剂量、是否进行保护以及分次照射(单次剂量 vs.多次剂量)有关。低至0.1 Gy的剂量可以导致精子数目减少,而1.5~4 Gy的剂量可以导致永久的不育症。正如之前所述,负责合成睾酮的间质细胞对放射线的敏感性相对较低,30 Gy的剂量可以对成年人间质细胞造成损害(青春期前为20 Gy)。

如果睾丸不是主要放射靶器官,可以采用铅板防护。这项技术可以使睾丸免于射线的损害。分次照射的技术可以将一个总剂量划分为多个较小的放射剂量,其可以降低大多数副作用的影响,但是可能使放射线对精子的损害比一次大剂量的放射更严重。

全身辐照(TBI)是一项针对干细胞准备和骨髓移植的技术。顾名思义,其放射区域为人体的全身。预计80%接受TBI的患者会出现永久性无精子症。

对于多数非永久性无精子症患者,精子数目在治疗后4~6个月达到最低值。大多数患者可以在治疗后10~24个月回到治疗前的数目,但是接受大剂量治疗的患者可能需要更长的时间来恢复。

当放射线作用于大脑内控制激素产生的部位时,有时可通过激素分泌的改变来控制精子生成。

15.5 手术

如果肿瘤的治疗需要把双侧睾丸切除,则患者完全无法产生精子,不育是必然的[17,18]。

有关前列腺、膀胱、尿道或结肠的手术可能导致逆向射精。

在正常的射精中,精液从尿道中射出,同时膀胱出口关闭;而在逆向射精中,膀胱出口并不关闭,因此精液不通过阴茎排出而是向膀胱内流入。这种情况对身体没有明显损伤,但会造成不育[19]。

睾丸肿瘤或结肠肿瘤的手术也有可能损伤影响性高潮的神经,可能导致"干性高潮",或称不射精症,即患者自身有性快感,但是无法射出精液。对于前列腺癌患者,如果顺利完成了保留神经的前列腺癌根治术,那么大多数患者可以恢复正常的勃起功能,但是无法通过自然受孕方式生育子女[20]。

前列腺癌根治术后患者无法射精,因此自然状态下是无法生育的。但是通过体外的辅助生殖技术可以帮助患者实现生育的要求。通过卵胞质内单精子注射(ICSI)技术,从患者睾丸内通过手术取出的一个精子亦可能完成妊娠[21-23]。

即便在根治术之前,睾丸肿瘤本身就可能伴有生精功能减退,并且其程度也超过了一般的局部肿瘤效应的影响[7]。

在诊断睾丸肿瘤的同时,有超过60%的患者可以查出少精子症[8]。

对于希望在手术后仍能生育的患者,推荐在术前进行精子冻存[24]。

最后需要注意的是,在腹股沟手术、疝气修补术、鞘膜积液手术或精索静脉结扎术时,输精管或者睾丸血管有可能被损伤或误扎[25-27]。

参考文献

1. Meirow DA, Schenker JG (1995) Infertility: cancer and male infertility. Hum Reprod 10(8): 2017 – 2022
2. Nudell DM, Monoski MM, Lipshultz LI (2002) Common medications and drugs: how they affect male fertility. Urol Clin North Am 29(4): 965 – 973
3. Kuku SF, Oseghe DN (1989) Oligo/azoospermia in Nigeria. Arch Androl 22: 233 – 238
4. Trasler JM, Hales BF, Robaire B (1986) Chronic low dose cyclophosphamide treatment of adult male rats: effect on fertility, pregnancy outcome and progeny. Biol Reprod 34(2): 275 – 283
5. DeVita VT, Hellman S, Rosenberg SA (2005) Cancer: principles & practice of oncology, 7th edn. Lippincott Williams & Wilkins, Philadelphia

6. Giwercman A, Petersen PM (2000) Cancer and male infertility. Baillieres Best Pract Res Clin Endocrinol Metab 14(3): 453 – 471

7. Eisenberg ML, Betts P, Herder D, Lamb DJ, Lipshultz LI (2013) Increased risk of cancer among azoospermic men. Fertil Steril 100: 681 – 685 [Medline]

8. Mulcahy N (2013) Male infertility increases overall cancer risk. Medscape Medical News. 21 June 2013. Available at http: //www. medscape. com/viewarticle/806619. Accessed 30 July 2013

9. Carrol PR, Whitmore WF, Herr HW et al (1987) Endocrine and exocrine profiles of men with testicular tumors before orchiectomy. J Urol 137: 420

10. Richie JP (1990) Clinical stage I testicular cancer: the role of modified retroperitoneal lymphadenectomy. J Urol 144: 160

11. Lee SJ, Schover LR, Partridge AH et al (2006) American Society of Clinical Oncology recommendations on fertility preservation in cancer patients. J Clin Oncol 24: 2917 – 2931

12. Raman JD, Nobert CF, Goldstein M (2005) Increased incidence of testicular cancer in men presenting with infertility and abnormal semen analysis. J Urol 174 (5): 1819 – 1822; discussion 1822

13. Beretta G, Zanollo A (1989) Intranasal gonadorelin in the treatment of cryptorchidism. Arch Ital Urol Nefrol Androl 61(3): 333 – 335

14. Bouloux P, Warne DW, Loumaye E, FSH Study Group in Men's Infertility (2002) Efficacy and safety of recombinant human follicle-stimulating hormone in men with isolated hypogonadotropic hypogonadism. Fertil Steril 77(2): 270 – 273

15. Beretta G, Fino E, Sibilio L, Dilena M (2005) Menotropin (hMG) and idiopathic oligoastenoteratozoospermia (OAT): effects on seminal fluid parameters and on results in ICSI cycles. Arch Ital Urol Androl 77(1): 18 – 21

16. MacLeod J, Hotchkiss RS, Sitterson BW (1964) Recovery of male fertility after sterilization by nuclear radiation. JAMA 187(9): 637 – 641

17. Houlgatte A, De La Taille A, Fournier R, Goluboff ET, Camporo P, Houdelette P (1999) Paternity in a patient with seminoma and carcinoma in situ in a solitary testis treated by partial orchidectomy. BJU Int 84(3): 374 – 375

18. Jacobsen KD, Theodorsen L, Fossa SD (2001) Spermatogenesis after unilateral orchiectomy for testicular cancer in patients following surveillance policy. J Urol 165(1): 93 – 96

19. Reynolds JC, McCall A, Kim ED, Lipshultz LI (1998) Bladder neck collagen injection restores antegrade ejaculation after bladder neck surgery. J Urol 159(4): 1303

20. Jacobsen KD, Ous S, Waehre H, Trasti H, Stenwig AE, Lien HH et al (1999) Ejaculation in testicular cancer patients after post-chemotherapy retroperitoneal lymph node dissection. Br J Cancer 80(1 – 2): 249 – 255

21. Palermo G, Joris H, Devroey P, Van Steirteghem AC (1992) Pregnancies after intracytoplasmic injection of single spermatozoon into an oocyte. Lancet 340(8810): 17 – 18

22. Omurtag K, Cooper A, Bullock A et al (2013) Sperm recovery and IVF after testicular sperm extraction (TESE): effect of male diagnosis and use of off-site surgical centers on sperm recovery and IVF. PLoS One 8(7): e69838

23. Hauser R, Yogev L, Paz G, Yavetz H, Azem F, Lessing JB et al (2006) Comparison of efficacy of two techniques for testicular sperm retrieval in nonobstructive azoospermia: multifocal testicular sperm extraction versus multifocal testicular sperm aspiration. J Androl 27(1): 28 – 33

24. Lewis R (2013) Freezing sperm a viable option in azoospermic men. Medscape Medical News [serial online]. 12 Aug 2013. Available at: http: //www.medscape.com/viewarticle/809355. Accessed 28 Aug 2013

25. Zahalsky MP, Berman AJ, Nagler HM (2004) Evaluating the risk of epididymal injury during hydrocelectomy and spermatocelectomy. J Urol 171(6 Pt 1): 2291 - 2292
26. Wantz GE (1984) Complications of inguinal hernia repair. Surg Clin North Am 64: 287 - 1984
27. Beretta G (2005) Surgical treatment methods for obstructive azoospermia and surgical retrieve of spermatozoa for ICSI. Ital J Sex Reprod Med 3: 159 - 165

膳食补充与植物疗法   16

Bruno Giammusso

滕竞飞 译,平 萍 审校

不育是育龄期夫妻的主要健康问题,约 15% 的育龄期夫妻出现此类问题。约 50% 的不育可归因于男方,25% 的男性不育患者原因不明[1]。这些特发性不育症患者经常接受经验性治疗。这些治疗的依据基于这样一个事实,即根据行为模式或自由的人类研究来看,这些治疗的效果似乎合理[2]。许多非处方药物已经用于治疗男性不育症,包括草药、维生素、营养补充[3]。许多研究证实了非处方药物辅助治疗对精子质量和受孕的积极作用。与之相反,也有许多研究表明其对精子质量的提高并无意义,且这些治疗存在潜在的风险。当前及过去关于非处方药物治疗的研究有大量不足之处,如样本量小且随访时间短、未能进行随机取样、双盲和安慰剂对照、缺少剂量与效果的统一标准[4]。这些疗法对于男性生育能力低下的治疗效果以及剂量标准的确切结论仍不明确。

16.1 抗氧化剂

氧化应激反应是精液指标异常的一个较明确的原因[5-7]。因此,目前许多非处方药物疗法依赖于其抗氧化特性。精液氧化应激反应源于活性氧自由基(ROS)的产生与精液抗氧化物对 ROS 消除的不平衡。在男性不育症中,精液氧化应激反应是造成精子功能异常和精子 DNA 损伤的主要因素之一[8-11]。据估计,25% 的不育男性的精液 ROS 水平较高,而正常男性的精液 ROS 不高[12,13]。精子对氧化损伤尤为易感,这是由于精子细胞膜内有大量多不饱和脂肪酸[14-16]。精液氧化应激反应与感染、工业暴露、吸烟和温度升高有关[7]。抗氧化剂主要来自两个途径:生理性和膳食性。生理性抗氧化剂存在于精液和精子中[5]。如果精液中 ROS 水平升高是由于精液 ROS 清除能力降低造成的,那么这将支持膳食抗氧化剂补充这一治疗方法[17]。摄入较多抗氧化剂可以提高精液质量,并保持精子 DNA 完整[18]。相反,精液质量低下可能与抗氧化剂摄入较少、体内抗氧化剂浓度低有关[19]。虽然一些研究仔细评估了抗氧化剂过度治疗的风险,但未发现口服抗氧化剂治疗的严重副作用,这为口服抗氧化剂治疗提供了支持[20]。虽然有大量的文献,但仍无法得出治疗不育症最佳的抗氧化剂治疗方案,这是因为目前发表的文章应用了不同种类与剂量的抗氧化剂、样本量较小、研究的起止时间不同、采用安慰剂对照的研究较少等[8,13]。研究的最多的口服抗氧化剂(或抗氧化酶辅因子)有维生素 E、维生素 C、肉毒碱、番茄红素、谷胱甘肽、硒、$\omega - 3$ 和 $\omega - 6$ 脂肪酸、锌、精氨酸以及辅酶 Q10。

16.1.1　维生素 E

维生素 E 是生育酚家族的一种脂溶性维生素。作为一个主要的断链抗氧化剂,维生素 E 可以抑制自由基对细胞膜的损伤,避免组织中多不饱和脂肪酸发生过氧化反应,并可以提高其他抗氧化剂的活性[21,22]。维生素 E 的抗氧化活性与谷胱甘肽过氧化物酶相似。Therond 等研究发现维生素 E 在精子和精液中的浓度差异非常大,活动精子的百分比与精子 α-生育酚含量显著相关[23]。不育症患者的血清及精液中维生素 E 的浓度较低[24]。维生素 E 可以有效降低不育男性的精液 ROS[25,26]。大量研究证实了补充维生素 E 可以改善精子活力、精液 ROS 以及 DNA 断裂率。有 6 项 RCT 研究评估了单用维生素 E 或联合维生素 C/硒治疗不育症的效果。其中 2 项研究报道了治疗组可显著改善精子活力[27,28],1 项研究报道了治疗组可以显著改善精子 DNA 的稳定性[29]。在其中一项纳入了 54 例不育症患者的随机研究中,28 例患者每日予 400 mg 维生素 E 及 225 μg 硒,其余的 26 例患者每日予 4~5 g 维生素 B,两组患者共治疗 3 个月[28]。相比之下,3 项 RCT 研究发现,给予维生素 E±C 治疗后,精子指标并无显著改善[25,30,31]。Rolf 等进行了一项安慰剂对照、双盲的临床研究,该研究纳入了 31 例不育的男性,所有患者均患有弱精子症,精子密度正常或轻度降低。其中 15 例患者每日需口服 1 000 mg 维生素 C 和 800 mg 维生素 E,而其余 16 例患者口服安慰剂,治疗共持续 56 天。研究发现治疗后患者的精液指标并无明显改善,亦无妊娠发生。

16.1.2　维生素 C

维生素 C 是一种水溶性维生素,可作为重要的辅助因子参与羟基化和酰胺化反应。维生素 C 也是一种重要的抗氧化剂,辅助还原被氧化的维生素 E[7]。维生素 C 在精液中的浓度非常高[32]。虽然大部分研究涉及与其他维生素和抗氧化剂的联合应用,但维生素 C 仍与精子质量的大幅度提高相关。一项 RCT 研究了单用维生素 C 的作用,发现仅治疗组精子的各项指标显著提高[33]。每日补充大于 200 mg(最大剂量 1 000 mg)维生素 C 可以显著提高($P<0.05$)重度吸烟者的精子数量、活力及存活率。血清和精液维生素 C 浓度与精子质量有着直接关系,每日补充 1 000 mg 维生素 C 可以最大限度地改善精子质量。与基线值相比($P<0.05$),精子数量与存活率提高 34%,活力提高 5%,形态学改善 33%。维生素 C 可以中和 ROS,保护精子和精子 DNA 免受氧化损伤,这种中和作用是浓度依赖型的[29]。摄入足量的维生素 C 可以提高精液维生素 C 浓度,减少精子 DNA 断裂[19,34]。Greco 通过 TUNEL 染色发现治疗后 DNA 损伤减轻了 13%($P<0.001$)[29]。许多水果和蔬菜中含有维生素 C[35]。为了维持体内储量,维生素 C 的推荐日摄取量为 90 mg[36]。如每日摄入量超过 2 000 mg,将会出现副作用,如消化不良、头痛以及增加发生泌尿系结石的风险[35]。

16.1.3　肉毒碱

肉毒碱是由赖氨酸和蛋氨酸合成的季胺。肉毒碱可通过 β 氧化作用将长链脂肪酸转运至线粒体进行细胞内代谢。肉毒碱可作为能量源辅助精子代谢,影响精子活力和精子的成熟[37]。肉毒碱被认为在精子穿过附睾时变得成熟方面起着作用。此外,肉毒碱也是抗 ROS 的抗氧化剂[38]。肉毒碱有两个重要的形式:左旋肉毒碱(LC)和左旋乙酰肉毒碱(LAC)。两种形式都集中于附睾、精子和精浆中[39]。许多随机对照研究发现,肉毒碱可以提高特发性不育症患者的精子密度、活力并改善精子形态。有 4 项 RCT 研究了单用 LC 或联合 LAC 的效果,其中 3 项 RCT 发现治疗组精子指标显著提高[40-43]。Lenzi 等发现治疗组总运动精子数量提高了 1 900 万($P=0.042$)。治疗组妊娠率为 13%,而安慰剂组无妊娠($P>0.05$)[44]。Balercia 发现,与安慰剂组相比,单用 LC/LAC 或联合应用 LC 与 LAC 24 周可以使精子活力提高 20%~41%,精子形态学改善 13%($P<0.05$)[40]。治疗组有 9 例妊娠,安慰剂组有 3 例妊娠($P>0.05$)。Cavallini 研究了联合应用肉毒碱与辛诺昔康(非甾体类抗炎药物,NSAID)对精子功能的影响[41]。对于无精索静脉曲张或患有轻至中度精索静脉曲张的不育症患者,单用肉毒碱或联合 NSAID 可显著提高精子质量。与安慰剂组比较,治疗组精子密度提高 600 万~2 500 万/ml,精子活力提高 2%~22%,精子形态学改善 8%~23%(P 值未提供)。与之相反,也有一些研究发现肉毒碱并不能改善精子质量。Sigman 等[43]进行了一项小型的随机双盲安慰剂对照研究,该研究纳入了 21 例患者,接受肉毒碱(2g LC 和 1g LAC)和安慰剂治疗 24 周。治疗结束后治疗组精子活力提高 5.3%,安慰剂组提高

9.3%，两组差异无统计学意义($P > 0.05$)。

16.1.4　番茄红素

番茄红素是一种非维生素 A 原的类胡萝卜素类强抗氧化剂，可以清除单线态氧及氧化自由基。番茄红素的作用包括保护脂质过氧化、细胞间隙连接通信、细胞生长调控、基因表达调控和免疫反应[45]。Palan 和 Naz 应用高压液相色谱法测量了 37 例男性精液的番茄红素含量，发现患免疫性不育症的男性精浆中番茄红色的含量显著低于正常男性[46]。增加膳食摄入或补充番茄红素已被证明可改善精子质量[19]。Gupta 和 Kumar 应用 4 mg 番茄红素治疗不育症患者 3 个月后发现精子数量和活力显著提高，而精子形态学改善不明显。在该研究中，妊娠率为 20%[47]。

16.1.5　谷胱甘肽

谷胱甘肽还原酶是一种硒蛋白，是哺乳动物细胞中含量最高的非蛋白质疏醇。谷胱甘肽是由肝脏产生的内源性抗氧化剂，是体内含量最高的抗氧化剂之一。谷胱甘肽由半胱氨酸、谷氨酸和甘氨酸合成，在维持外源性抗氧化剂（如维生素 C 和维生素 E 等）活性中发挥重要作用[48]。硒蛋白磷脂氢谷胱甘肽过氧化物酶在精子细胞中以活性形式存在。它可以减少精子中的磷脂氢过氧化物，并清除过氧化氢。研究发现，不育男性精子中磷脂氢谷胱甘肽过氧化物酶的表达降低。Raijmakers 等研究了 25 例男性，发现正常男性精液中谷胱甘肽的含量较低生育能力的男性高[49]。此外，谷胱甘肽与精子活力和精子形态相关。Ochsendorf 等发现患少精子症的男性精子中谷胱甘肽含量明显降低[50]。Lenzi 等[51,52]证明了补充谷胱甘肽可以提高不育症患者的精子活力。给精索静脉曲张的患者肌内注射谷胱甘肽可以使精子活力提高 10%（$P < 0.01$)[53]。在一项非随机的研究中，联合应用谷胱甘肽、维生素 C 和维生素 E 可以提高精子密度、减少精子 DNA 断裂[54]。新鲜的肉类制品、水果和蔬菜可以作为谷胱甘肽的膳食来源[55]。

16.1.6　硒

硒的营养功能是通过活性中心中含有硒代胱氨酸的 25 硒蛋白获得的[56]。构成精子尾巴中段鞘的硒蛋白 GPx4 存在于线粒体中。在精子形成的早期阶段，GPx4 作为过氧化物酶通过其抗氧化功能保护精子细胞；而在精子形成的后期，GPx4 与中段蛋白交联形成鞭毛周围线粒体鞘的结构部件，这对精子的运动非常重要[57]。为了保持 GPx4 和硒蛋白 P 最佳活性和浓度，每日硒的摄入量大约为 75 μg。如果每日多样化的饮食能够保证足够的硒摄入量，则不需要额外补充硒[58]。硒对于男性不育症有着积极的作用,且与其他OTC补充剂联用具有协同作用。根据研究结果,每日最佳剂量应在100~210 μg。在一项随机试验中,对于生育能力低下且硒摄入量不足的男性,补充硒剂(100 μg/d)可以显著提高精子活力,且可使11%的男性成为父亲,而安慰剂组为0[56]。然而,摄入过多的硒(约300 μg/d)会降低精子活力[59]。硒与其他抗氧化剂联用可以改善精子数量、活力和形态[60]。缺硒可降低精子活力,影响精子中段的稳定性,导致精子形态异常[61]。许多研究证明了硒与其他OTC补充剂联用对于改善精子活力具有协同作用。在一项前瞻性的随机研究中,患少弱畸形精子症的不育男性补充3个月的硒(210 μg)和维生素E(400 mg)可使高精子活力提高8%($P<0.05$),并可使脂质过氧化水平降低(丙二醛降低8%,$P<0.05$)[28]。3项RCT研究了单用硒或联合N-乙酰半胱氨酸对精子质量的影响,其中2项研究报道了治疗组可显著改善精子质量[60,62,63]。与之相反,在一项非对照研究中,应用硒剂(200 μg/d)治疗特发性不育症12周后,血浆和精液中的硒升高,而精子密度、形态和运动度并无改善[64]。

16.1.7 ω-3和ω-6脂肪酸

在对动物和人的研究中已证实膳食脂肪酸对男性生育能力有重要作用[65,66]。多不饱和脂肪酸(polyunsaturated fatty acids,PUFAs)是必需脂肪酸,因为人体自身无法合成。二十二碳六烯酸(DHA)、二十碳五烯酸(EPA)和α-亚麻酸是主要的ω-3 PUFAs,亚油酸、γ-亚麻酸和花生四烯酸(AA)是主要的ω-6 PUFAs。ω-3和ω-6 PUFAs影响精子形成的第一个机制是构成精子细胞膜[67]。ω-3和ω-6 PUFAs是细胞膜的结构组分[68]。细胞膜的脂质双分子层结构是由这些PUFAs来维持的[69]。受精的成功与否取决于精子细胞膜的脂质[70]。精子ω-6与ω-3 PUFAs比值的升高与少精子症和(或)弱子精症男性的精子质量有关[71]。Safarinejad等[72]研究了特发性少弱畸形精子症患者血浆和精子中PUFA的构成后发现,正常生育能力的男性血和精子中ω-3 PUFAs含量较不育症患者高。Attama等[73]研究了99例男性膳食脂肪与精子质量的关系,发现摄入较高的ω-3 PUFAs与精子形态正相关。

16.1.8 锌

锌参与睾丸类固醇的生成、睾丸发育、精子耗氧、核染色质浓缩、顶体反应、顶体酶活性、精子染色质稳定性和睾酮向5α-双氢睾酮转换[74]。男性生殖道尤其是前列腺中的锌浓度较高。慢性轻度缺锌与少精子症、血清睾酮水平低和免疫系统功能低下有关[75]。5 项 RCT 发现单用锌或联合叶酸可以显著改善精子质量[60,76-81]。Young 通过食谱和补充剂调查问卷及精子 FISH 的方法研究了 89 例健康不吸烟男性的叶酸、锌和抗氧化剂摄入与精子非整倍体的关系[18]。在一项对照研究中，应用了三种补锌方案（200 mg 锌剂口服，每日 2 次；锌剂+维生素 E；锌剂+维生素 E+维生素 C）治疗 45 例患弱精子症的不育男性[78]。补锌疗法联合或不联合其他维生素可以使精子活力提高至少 24%（$P<0.001$）。

16.1.9 精氨酸

精氨酸是一氧化氮生物合成的前体物质。在男性生殖系统中，精氨酸是生物合成亚精胺和精胺的前体物质，且被认为对精子活力有重要作用[82]。许多文献研究了精氨酸对精子的影响。一些研究报道多达 4 g/d 的补充剂量可以提高精子密度和活力[83,84]，然而也有一些研究认为其对精子质量的改善和妊娠率无影响[85,86]。

16.1.10 辅酶 Q10

辅酶 Q10（CoQ10）在线粒体呼吸链电子转移中发挥了关键作用[87]。它起到了稳定细胞膜并保护细胞膜免于氧化应激作用[88]。CoQ10 在精液中的含量很高，且与精子数量和活力直接相关[89]。在一项安慰剂对照、双盲、随机研究中，Balercia 等[90]应用 CoQ10 治疗了精子活力低（<50%）的患特发性不育症的男性。研究发现，与安慰剂对照组相比，虽然妊娠率没有差异，但治疗组精子活力提高了 6%（$P<0.0001$）。在一项安慰剂对照试验中，Safarinejad[91]发现，CoQ10 可使精子数量较基线值提高 9.8%、活力提高 4.5%、精子形态改善 1.8%（$P=0.01$）。

16.2 植物疗法

草药疗法作为治疗不育症的一种方法在世界范围内逐渐流行。在美国，过去的 18 个月间有 29% 的不育夫妻使用膳食或药物补充疗法，其中 17% 的患者持续应用草药疗法[92]。人参是治疗男性不育症的植物疗法中最流行的草药之一。在应用人参后，少弱精子症患者和年龄相当健康男性的精子密度和活力均有所提高[93]。弱精子症患者应用人参后精子前向运动有显著提高[94]。在过去的几年里，玛卡（玛卡种多年生植物）对人类精子形成的药理学性质被广泛研究。一项开放标签研究发现，受试者每日摄入 1 500～3 000 mg 玛卡，连续 4 个月，其精液量、精子数量和精子活力均有所提高[95]。一项前瞻性的双盲、随机对照实验研究了天然亲脂性强抗氧化剂虾青素治疗男性不育的效果。研究纳入了 30 例不育男性，给予虾青素(16 mg/d)或安慰剂，在研究结束时，治疗组 ROS 和抑制素 B 显著降低，精子直线运动速度加快，而安慰剂组总体和每疗程的妊娠率均低于虾青素组(10.5%、3.6% vs. 54.5%、23.1%；$P=0.028$，$P=0.036$)[96]。

参考文献

1. Siddiq FM，Sigman M (2002) A new look at the medical management of infertility. Urol Clin North Am 29：949 - 963
2. Kumar R，Gautam G，Gupta NP (2006) Drug therapy for idiopathic male infertility：rationale versus evidence. J Urol 176：1307 - 1312
3. Ko EY，Sabanegh ES (2012) The role of over-the-counter supplements for the treatment of male infertility — fact or fiction? J Androl 33：292 - 308
4. Agarwal A，Sekhon LH (2010) The role of antioxidant therapy in the treatment of male infertility. Hum Fertil 13：217 - 225
5. Tremellen K (2008) Oxidative stress and male infertility—a clinical perspective. Hum Reprod Update 14：243 - 258
6. Agarwal A，Sharma RK，Desai NR et al (2009) Role of oxidative stress in pathogenesis of varicocele and infertility. Urology 73：461 - 469
7. Kefer JC，Agarwal A，Sabanegh E (2009) Role of antioxidants in the treatment of male infertility. Int J Urol 16：449 - 457
8. Zini A，San Gabriel M，Baazeem A (2009) Antioxidants and sperm DNA damage：a clinical perspective. J Assist Reprod Genet 26：427 - 432
9. Aitken RJ，de Iuliis GN，Finnie JM et al (2010) Analysis of the relationships between oxidative stress，DNA damage and sperm vitality in a patient population：development of diagnostic criteria. Hum Reprod 25：2415 - 2426
10. Fraga CG，Motchnik PA，Shigenaga MK et al (1991) Ascorbic acid protects against endogcnous oxidative DNA damage in human sperm. Proc Natl Acad Sci U S A 88：11003 - 11006
11. Iwasaki A，Gagnon C (1992) Formation of reactive oxygen species in spermatozoa of infertile patients. Fertil Steril 57：409 - 416
12. Zini A，Sigman M (2009) Are tests of sperm DNA damage clinically useful? Pros and cons. J Androl 30：219 - 229
13. Agarwal A，Nallella KP，Allamaneni SS et al (2004) Role of antioxidants in treatment of male infertility：an overview of the literature. Reprod Biomed Online 8：616 - 627
14. Aitken RJ，Clarkson JS (1987) Cellular basis of defective sperm function and its association with the genesis of reactive oxygen species by human spermatozoa. J Reprod Fertil 81：459 - 469
15. de Lamirande E，Gagnon C (1992) Reactive oxygen species and human spermatozoa. I. Effects on the motility of intact spermatozoa and on sperm axonemes. J Androl 13：368 - 378
16. Zini A，Garrels K，Phang D (2000) Antioxidant activity in the semen of fertile and infertile men. Urology 55：922 - 926
17. Lewis SE，Boyle PM，McKinney KA et al (1995) Total antioxidant capacity of seminal plasma is different in fertile and infertile men. Fertil Steril 64：868 - 870
18. Young SS，Eskenazi B，Marchetti FM et al (2008) The association of folate，zinc, and

antioxidant intake with sperm aneuploidy in healthy non-smoking men. Hum Reprod 23: 1014 - 1022

19. Mendiola J, Torres-Cantero AM, Vioque J et al (2010) A low intake of antioxidant nutrients is associated with poor semen quality in patients attending fertility clinics. Fertil Steril 93: 1128 - 1133

20. Henkel RR (2011) Leukocytes and oxidative stress: dilemma for sperm function and male fertility. Asian J Androl 13: 43 - 52

21. Palamanda JR, Kehrer JR (1993) Involvement of vitamin E and protein thiols in the inhibition of microsomal lipid peroxidation by glutathione. Lipids 23: 427 - 443

22. Brigelius-Flohé R, Traber MG (1999) Vitamin E: function and metabolism. FASEB J 13: 1145 - 1155

23. Therond P, Auger J, Legrand A et al (1996) Alpha-tocopherol in human spermatozoa and seminal plasma: relationships with motility, antioxidant enzymes and leucocytes. Mol Hum Reprod 2: 739 - 741

24. Omu AE, Fatinikun T, Mannazhath N et al (1999) Significance of simultaneous determination of serum and seminal plasma α - tocopherol and retinol in infertile men by high-performance liquid chromatography. Andrologia 31: 347 - 351

25. Kessopoulou E, Powers HJ, Sharma KK et al (1995) A double-blind randomized placebo crossover controlled trial using the antioxidant vitamin E to treat reactive oxygen species associated male infertility. Fertil Steril 64: 825 - 831

26. Ross C, Morriss A, Khairy M et al (2010) A systematic review of the effect of oral antioxidants on male infertility. Reprod Biomed Online 20: 711 - 723

27. Suleiman SA, Ali ME, Zaki ZM et al (1996) Lipid peroxidation and human sperm motility: protective role of vitamin E. J Androl 17: 530 - 537

28. Keskes-Ammar L, Feki-Chakroun N, Rebai T et al (2003) Sperm oxidative stress and the effect of an oral vitamin E and selenium supplement on semen quality in infertile men. Arch Androl 49: 83 - 94

29. Greco E, Iacobelli M, Rienzi L et al (2005) Reduction of the incidence of sperm DNA fragmentation by oral antioxidant treatment. J Androl 26: 349 - 353

30. Moilanen J, Hovatta O, Lindroth L (1993) Vitamin E levels in seminal plasma can be elevated by oral administration of vitamin E in infertile men. Int J Androl 16: 165 - 166

31. Rolf C, Cooper TG, Yeung CH et al (1999) Antioxidant treatment of patients with asthenozoospermia or moderate oligoasthenozoospermia with high-dose vitamin C and vitamin E: a randomized, placebo-controlled, double-blind study. Hum Reprod 14: 1028 - 1033

32. Dawson EB, Harris WA, Rankin WE et al (1987) Effect of ascorbic acid on male fertility. Ann NY Acad Sci 498: 312 - 323

33. Dawson EB, Harris WA, Teter MC et al (1992) Effect of ascorbic acid supplementation on the sperm quality of smokers. Fertil Steril 58: 1034 - 1039

34. Colagar AH, Marzony ET (2009) Ascorbic acid in human seminal plasma: determination and its relationship to sperm quality. J Clin Biochem Nutr 45: 144 - 149

35. Alpers DH, Stenson WF, Taylor BE, Bier DM (eds) (2008) Manual of nutritional therapeutics, 5th edn. Lippincott Williams & Wilkins, Philadelphia

36. Standing Committee on the Scientific Evaluation of Dietary Reference Intakes, Food and Nutrition Board, Institute of Medicine (2000) Dietary reference intakes for vitamin C, vitamin E, selenium, and beta-carotene and other carotenoids. National Academies Press, Washington, DC

37. Palmero S, Bottazzi C, Costa M et al (2000) Metabolic effects of l-carnitine on prepubertal rat Sertoli cells. Horm Metab Res 32: 87 - 90

38. Vicari E, La Vignera S, Calogero A (2002) Antioxidant treatment with carnitines is effective in infertile patients with prostatovesiculoepididymitis and elevated seminal leukocyte concentrations after treatment with nonsteroidal anti-inflammatory compounds. Fertil Steril 6: 1203 - 1208

39. Bohmer T, Hoel P, Purvis K et al (1978) Carnitine levels in human accessory sex organs. Arch Androl 1: 53 - 59

40. Balercia G, Regoli F, Armeni T et al (2005) Placebo-controlled double-blind randomized trial on the use of L-carnitine, L-acetylcarnitine, or combined L-carnitine and L-acetylcarnitine in men with idiopathic asthenozoospermia. Fertil Steril 84: 662 - 671

41. Cavallini G, Ferraretti AP, Gianaroli L et al (2004) Cinnoxicam and L-carnitine/acetyl - carnitine treatment for idiopathic and varicocele-associated oligoasthenospermia. J Androl 25: 761 - 770; discussion 71 - 72

42. Lenzi A, Lombardo F, Sgro P et al (2003) Use of carnitine therapy in selected cases of male factor infertility: a double-blind crossover trial. Fertil Steril 79: 292 - 300

43. Sigman M, Glass S, Campagnone J et al (2006) Carnitine for the treatment of idiopathic asthenospermia: a randomized, double-blind, placebo-controlled trial. Fertil Steril 85: 1409 - 1414

44. Lenzi A, Sgro P, Salacone P et al (2004) A placebo-controlled double-blind randomized trial in the use of combined l-carnitine and l-acetylcarnitine treatment in men with asthenozoospermia. Fertil Steril 81: 1578 - 1584

45. Rao AV, Mira MR, Rao LG (2006) Lycopene. Adv Food Nutr Res 51: 99 - 164

46. Palan P, Naz R (1996) Changes in various antioxidant levels in human seminal plasma related to immunoinfertility. Arch Androl 36: 139 - 148

47. Gupta NP, Kumar R (2002) Lycopene therapy in idiopathic male infertility—a preliminary report. Int Urol Nephrol 34: 369 - 372

48. Irvine DS (1996) Glutathione as a treatment for male infertility. Rev Reprod 1: 6 - 12

49. Raijmakers MT, Roelofs HM, Steegers EA et al (2003) Glutathione and glutathione S-transferases A1 - 1 and P - P1 in seminal plasma may play a role in protecting against oxidative damage to spermatozoa. Fertil Steril 79: 169 - 175

50. Ochsendorf FR, Buhl R, Bastlein A et al (1998) Glutathione in spermatozoa and seminal plasma of infertile men. Hum Reprod 13: 353 - 357

51. Lenzi A, Lombardo F, Gandini L et al (1992) Glutathione therapy for male infertility. Arch Androl 29: 65 - 68

52. Lenzi A, Picardo M, Gandini L et al (1994) Glutathione treatment of dyspermia: effect on the lipoperoxidation process. Hum Reprod 9: 2044 - 2050

53. Lenzi A, Culasso F, Gandini L et al (1993) Placebo-controlled, double blind, cross-over trial of glutathione therapy in male infertility. Hum Reprod 8: 1657 - 1662

54. Kodama H, Yamaguchi R, Fukuda J et al (1997) Increased oxidative deoxyribonucleic acid damage in the spermatozoa of infertile male patients. Fertil Steril 68: 519 - 524

55. Jones DP, Coates RJ, Flagg EW et al (1992) Glutathione in foods listed in the National Cancer Institute's Health Habits and History Food Frequency Questionnaire. Nutr Cancer 17: 57 - 75

56. Rayman MP (2000) The importance of selenium to human health. Lancet 356: 233 - 241

57. Ursini F, Heim S, Kiess M et al (1999) Dual function of the selenoprotein PHGPx during sperm maturation. Science 285: 1393 - 1396

58. Xia Y, Hill KE, Li P et al (2010) Optimization of selenoprotein P and other plasma selenium biomarkers for the assessment of the selenium nutritional requirement: a placebo-controlled, double-blind study of selenomethionine supplementation in selenium-deficient Chinese subjects. Am J Clin Nutr 92: 525 - 531

59. Hawkes WC, Turek PJ (2001) Effects of dietary selenium on sperm motility in healthy men. J Androl 22: 764 - 772

60. Safarinejad MR, Safarinejad S (2009) Efficacy of selenium and/or N-acetylcysteine for improving semen parameters in infertile men: a double-blind, placebo controlled, randomized study. J Urol 181: 741 - 751

61. Watanabe T, Endo A (1991) Effects of selenium deficiency on sperm morphology and spermatocyte chromosomes in mice. Mutat Res 262: 93 - 99

62. Scott R, MacPherson A, Yates RW et al (1998) The effect of oral selenium supplementation on human sperm motility. Br J Urol 82: 76 - 80

63. Hawkes WC, Alkan Z, Wong K (2009) Selenium supplementation does not affect testicular selenium status or semen quality in North American men. J Androl 30: 525 - 533

64. Iwanier K, Zachara BA (1995) Selenium supplementation enhances the element concentration in blood and seminal fluid but does not change the spermatozoal quality characteristics in subfertile men. J Androl 16: 441 - 447

65. Bongalhardo DC, Leeson S, Buhr MM (2009) Dietary lipids differentially affect membranes from different areas of rooster sperm. Poult Sci 88: 1060 - 1069

66. Tavilani H, Doosti M, Abdi K et al (2006) Decreased polyunsaturated and increased saturated fatty acid concentration in spermatozoa from asthenozoospermic males as compared with normozoospermic males. Andrologia 38: 173 - 178

67. Safarinejad MR, Safarinejad S (2012) The roles of omega - 3 and omega - 6 fatty acids in idiopathic male infertility. Asian J Androl 14: 514 - 515

68. Mazza M, Pomponi M, Janiri L et al (2007) Omega - 3 fatty acids and antioxidants in neurological and psychiatric diseases: an overview. Prog Neuropsychopharmacol Biol Psychiatry 31: 12 - 26

69. Farooqui AA, Horrocks LA, Farooqui T (2000) Glycerophospholipids in brain: their metabolism, incorporation into membranes, functions, and involvement in neurological disorders. Chem Phys Lipids 106: 1 - 29

70. Lenzi A, Gandini L, Maresca V et al (2000) Fatty acid composition of spermatozoa and immature germ cells. Mol Hum Reprod 6: 226 - 231

71. Aksoy Y, Aksoy H, Altinkaynak K et al (2006) Sperm fatty acid composition in subfertile men. Prostaglandins Leukot Essent Fatty Acids 75: 75 - 79

72. Safarinejad MR, Hosseini SY, Dadkhah F et al (2010) Relationship of omega - 3 and omega - 6 fatty acids with semen characteristics, and anti-oxidant status of seminal plasma: a comparison between fertile and infertile men. Clin Nutr 29: 100 - 105

73. Attaman JA, Toth TL, Furtado J et al (2012) Dietary fat and semen quality among men attending a fertility clinic. Hum Reprod 27: 1466 - 1474

74. Ebisch IM, Thomas CM, Peters WH et al (2007) The importance of folate, zinc and antioxidants in the pathogenesis and prevention of subfertility. Hum Reprod 13: 163 - 174

75. Prasad AS (2008) Zinc in human health: effect of zinc on immune cells. Mol Med 14: 353 - 357

76. Ebisch IM, Pierik FH, de Jong FH et al (2006) Does folic acid and zinc sulphate intervention affect endocrine parameters and sperm characteristics in men. Int J Androl 29: 339 - 345

77. Mahajan SK, Abbasi AA, Prasad AS et al (1982) Effect of oral zinc therapy on gonadal function in hemodialysis patients. A double-blind study. Ann Intern Med 97: 357 - 361

78. Omu AE, Al-Azemi MK, Kehinde EO et al (2008) Indications of the mechanisms involved in improved sperm parameters by zinc therapy. Med Princ Pract 17: 108 - 116

79. Omu AE, Dashti H, Al-Othman S (1998) Treatment of asthenozoospermia with zinc sulphate: andrological, immunological and obstetric outcome. Eur J Obstet Gynecol Reprod Biol 79: 179 - 184

80. Piomboni P, Gambera L, Serafini F et al (2008) Sperm quality improvement after natural antioxidant treatment of asthenoteratospermic men with leukocytospermia. Asian J Androl 10: 201-206

81. Wong WY, Merkus HM, Thomas CM et al (2002) Effects of folic acid and zinc sulfate on male factor subfertility: a double-blind, randomized, placebo-controlled trial. Fertil Steril 77: 491-498

82. Sinclair S (2000) Male infertility: nutritional and environmental considerations. Altern Med Rev 5: 28-38

83. Schachter A, Goldman JA, Zukerman Z (1973) Treatment of oligospermia with the amino acid arginine. J Urol 110: 311-313

84. de Aloysio D, Mantuano R, Mauloni M et al (1982) The clinical use of arginine aspartate in male infertility. Acta Eur Fertil 13: 133-167

85. Miroueh A (1970) Effect of arginine on oligospermia. Fertil Steril 21: 217-219

86. Pryor JP, Blandy JP, Evans P et al (1978) Controlled clinical trial of arginine for infertile men with oligozoospermia. Br J Urol 50: 47-50

87. Hidaka T, Fujii K, Funahashi I et al (2008) Safety assessment of coenzyme Q10 (CoQ10). Biofactors 32: 199-208

88. Bentinger M, Tekle M, Dallner G (2010) Coenzyme Q—biosynthesis and functions. Biochem Biophys Res Commun 396: 74-79

89. Mancini A, de Marinis L, Oradei A et al (1994) Coenzyme Q10 concentrations in normal and pathological human seminal fluid. J Androl 15: 591-594

90. Balercia G, Buldreghini E, Vignini A et al (2009) Coenzyme Q10 treatment in infertile men with idiopathic asthenozoospermia: a placebo-controlled, double-blind randomized trial. Fertil Steril 91: 1785-1792

91. Safarinejad MR (2009) Efficacy of coenzyme Q10 on semen parameters, sperm function and reproductive hormones in infertile men. J Urol 182: 237-248

92. Smith JF, Eisenberg ML, Millstein SG et al (2010) The use of complementary and alternative fertility treatment in couples seeking fertility care: data from a prospective cohort in the United States. Fertil Steril 93: 2169-2174

93. Salvati G, Genovesi G, Marcellini L et al (1996) Effects of Panax Ginseng C. A. Meyer saponins on male fertility. Panminerva Med 38: 249-254

94. Morgante G, Scolaro V, Tosti C et al (2010) Treatment with carnitine, acetyl carnitine, L-arginine and ginseng improves sperm motility and sexual health in men with asthenospermia. Minerva Urol Nefrol 62: 213-218

95. Gonzales GF, Cordova A, Gonzales C et al (2001) Lepidium meyenii (Maca) improved semen parameters in adult men. Asian J Androl 3: 301-303

96. Comhaire FH, El Garem Y, Mahmoud A et al (2005) Combined conventional/antioxidant "Astaxanthin" treatment for male infertility: a double blind, randomized trial. Asian J Androl 7: 257-262

环境污染与不育

17

Giorgio Cavallini
滕竞飞 译,平 萍 审校

17.1 介绍

精子数量在近几年逐渐减少[1-3],由此引发了人们对男性生育能力降低的争论,并进一步提出环境污染在其中发挥了重要作用[4-10]。然而,流行病学研究并未发现人群生育能力的明显降低[11,12]。近些年,育龄期健康男性精子数量的降低程度存在区域差异性,如在丹麦、苏格兰、美国东海岸,其降低程度高于美国西海岸、法国南部、波罗的海国家。遗传和种族因素也可能是造成这种差异的原因[7-12]。

虽然流行病学结果仍不清楚,但人们依然假设具有雌激素特性的环境化学物、重金属和溶剂仍可能是导致精子数量降低的有害因子[13-18]。然而,仍有一些关于对精子形成产生毒性作用的假说;临床和实验研究表明有关男性生殖健康的所有改变均是相互联系的,且可能均源于胎儿期和童年期[19-23]。此外,一些流行病学研究表明,暴露于内分泌干扰物、溶剂和重金属可能是造成男性生殖功能异常的重要因素[24]。

目前已发现了三种有导致生殖系统异常潜在风险的污染物:内分泌干扰物、重金属和有机溶剂。

17.2 内分泌干扰物

内分泌干扰物可对男性生殖道产生影响,这种影响发生于胎儿睾丸和生殖细胞的发育过程中(睾丸发育不全综合征)。其通过作用于垂体促性腺激素[25]或在基因水平和蛋白水平调节类固醇生成发挥作用[26-29]。所作用的基因途径包括胆固醇运输和类固醇生成、传导通路(如细胞内胆固醇/脂质的稳态)、胰岛素信号传导通路、转录调控、氧化应激反应[27]、α-抑制素(支持细胞生理发育所必需蛋白质激素)以及支持细胞与生殖母细胞通信相关的基因[27]。环境污染物可诱导氧化应激反应、过氧化反应[30]和胎儿睾丸生殖细胞凋亡[31]。

　　环境污染物的影响有一个关键的暴露时期：人类和啮齿类动物围产期暴露于己烯雌酚(一种雌激素化合物)可以通过激素和表观遗传学机制影响胎儿行为、附属腺体和生殖系统的结构[32,33]。

　　假设动物模型可以模拟人类男性生殖系统，很显然污染物是野生动物生殖能力降低的发病因素[34,35]。围产期暴露是导致动物睾丸发育不全综合征的关键[36-38]。污染物的一个严重问题就是有些化学污染物半衰期很长，在其被禁用10～20年后，环境样本中仍可以检测到[39]。

　　杀虫剂、杀菌剂、重金属、脱叶剂、一些化学武器以及油类和清洁剂[40-44]是导致人类与动物内分泌紊乱的主要环境污染物，又称环境内分泌干扰物(endocrine disruptor chemicals，EDCs)。

　　内分泌紊乱是一种毒性机制，这一机制可以阻碍细胞、组织和器官的内分泌联系[45]，加重生育力降低[17]，导致自发性流产，造成性别比例异常[46]、男性和女性生殖道畸形[47-49]、性早熟[50,51]、多囊卵巢综合征[52]、神经行为学异常、免疫功能失调以及多种癌症[53,54]。内分泌干扰物包括多种化学物质、雌激素受体激动剂、雄激素受体激动剂和芳香烃受体激动剂[55]。有些化学物质作用的发挥不止一个作用机制[56]。表17.1描述了常见的内分泌干扰物，其中许多化学物质在环境中持久存留。有些污染物是亲脂的，因此，一些会以游离状态存在于脂肪组织中并随乳汁分泌而出，而另外一些污染物仅会在发育的关键时期存在较短的时间。

表 17.1　环境污染物的来源及其对健康的影响[57]

污染物	来　源	对健康的影响	
		发育期	成人期
[a]双酚 A	聚碳酸酯塑料和环氧树脂的成分	加快前列腺发育，使青春期提前、改变激素水平、降低精子质量、导致肥胖	降低精子和卵母细胞质量、导致反复性流产
[a]二噁英/呋喃	制造或燃烧含氯物质	泌尿系统畸形	月经紊乱和表观遗传紊乱
[a]有机氯杀虫剂	西方国家广泛禁止、食物残留	改变性别比例、改变青春期开始时间、降低精子质量	改变青春期开始时间、降低精子质量、子宫内膜异位症、妊娠丢失

续　表

污染物	来　源	对健康的影响	
		发育期	成人期
[a] 五氯苯酚	木材防腐剂、轨道枕木	生育能力降低	生育能力降低
[a] 环氧乙烷	牙科化学灭菌剂	?	降低精子质量、流产
[a] 乙二醇醚	绘画作品、瓷釉、木材染色剂、印刷油墨、化妆品	?	降低生育能力、降低精子质量、妊娠丢失、月经紊乱
[a] 壬基苯酚、辛酚	洗涤剂、杀虫剂、绘画作品、塑化剂	激素改变、青春期开始时间改变、减小睾丸大小、降低精子质量	?
[a] 全氟化合物	防水处理、	激素改变、妊娠丢失、出生体重降低	?
邻苯二甲酸盐	化妆品、玩具、润滑油	生殖道畸形、激素改变、降低精子质量	早发月经初潮、月经紊乱、子宫内膜异位症、排卵改变、降低精子质量、妊娠丢失
[a] 多溴二苯醚	阻燃剂	?	降低精子质量
[b] 汞	温度计、补牙	降低精子质量	降低精子质量
[b] 镉	电池、染料、一些金属合金	支持细胞和睾丸损伤	对支持细胞和精子形成有毒性
[b] 铅	电池、弹药、金属制品、X线防护板	激素改变、青春期开始时间改变	激素改变、月经改变、降低生育能力、妊娠丢失、青春期改变、减少精子形成
[b] 锰	膳食补充、陶瓷、杀虫剂、化肥	激素改变、青春期开始时间改变	激素改变、月经改变、降低生育能力、妊娠丢失、青春期改变、支持细胞和精子形成受损
有机溶剂：苯、甲苯、1-溴丙烷、2-溴丙烷、四氯乙烯、三氯乙烯等	塑料、树脂、橡胶、合成纤维、润滑油、染料、洗涤剂、药物、杀虫剂、指甲油、清洁用品、罐头涂料、玻璃纤维、食品容器	激素改变、青春期开始时间改变、生育能力降低、月经紊乱、流产、妊娠丢失、精子质量降低	激素改变、降低生育能力、月经紊乱、流产、妊娠丢失、精子质量降低

注：a 氯化烃类(内分泌紊乱)；b 重金属。

17.3　重金属

所有重金属均具有毒性，且可以影响生精上皮功能[58-60]。镉可以影响人类精子染色质的锌依赖型的稳定性[61]。砷、镉、汞、铅、锑盐都对人类和动物模型的精子形成具有毒性[62,63]。在一些焊接件的焊剂中也有重金属存在[64]。

17.4　有机溶剂

许多有机溶剂（如乙二醇酯[65]）可以导致不育。这些有机溶剂主要用于印刷工业以及一些油漆中（如用于海军舰船上）。干洗中所用到的全氯乙烯也可以导致生育能力低下，但它对精子形态学及动力学的影响较小，其造成不育的原因目前尚不明确[66]。

参考文献

1. Carlsen E，Giwercman A，Keiding N，Skakkebaek NE (1992) Evidence for decreasing quality of semen during past 50 years. BMJ 305：609 - 613
2. Sharpe RM，Skakkebaek NE (1993) Are oestrogens involved in falling sperm count and disorders of the male reproductive tract? Lancet 341：1392 - 1395
3. Sharpe RM (2012) Sperm counts and fertility in men：a rocky road ahead. Science & Society Series on Sex and Science. EMBO Rep 13：398 - 403
4. Perry MJ (2008) Effects of environmental and occupational pesticide exposure on human sperm：a systematic review. Hum Reprod Update 14：233 - 242
5. Jurewicz J，Hanke W，Radwan M，Bonde JP (2009) Environmental factors and semen quality. Int J Occup Med Environ Health 22：305 - 329
6. European Science Foundation (2010) Male reproductive health. Its impacts in relation to general wellbeing and low European fertility rates. Science Policy Briefing 40 http：//www.esf. org/publications/science-policy-briefings.html
7. Joffe M (2010) What has happened to human fertility? Hum Reprod 25：295 - 307
8. Sharpe RM (2010) Environmental/lifestyle effects on spermatogenesis. Philos Trans R Soc Lond B Biol Sci 365：1697 - 1712
9. Perry MJ，Venners SA，Chen X，Liu X，Tang G，Xing H，Barr DB，Xu X (2011) Organophosphorous pesticide exposures and sperm quality. Reprod Toxicol 1：75 - 79
10. Sutton P，Woodruff TJ，Perron J，Stotland N，Conry JA，Miller MD，Giudice LC (2012) Toxic environmental chemicals：the role of reproductive health professionals in preventing harmful exposures. Am J Obstet Gynecol 207：164 - 173
11. Akre O，Cnattingius S，Bergström R，Kvist U，Trichopoulos D，Ekbom A (1999) Human fertility does not decline：evidence from Sweden. Fertil Steril 71：1066 - 1069
12. Scheike TH，Rylander L，Carstensen L，Keiding N，Jensen TK，Stromberg U，Joffe M，Akre O (2008) Time trends in human fecundability in Sweden. Epidemiology 19：191 - 196
13. Tas S，Lauwerys R，Lison D (1996) Occupational hazards for the male reproductive system. Crit Rev Toxicol 26：261 - 307
14. Van Waeleghem K，De Clercq N，Vermeulen L，Schoonjans F，Comhaire F (1996) Deterioration of sperm quality in young healthy Belgian men. Hum Reprod 11：325 - 329

15. Phillips KP, Tanphaichitr N (2008) Human exposure to endocrine disrupters and semen quality. J Toxicol Environ Health B Crit Rev 11: 188 – 220

16. Diamanti-Kandarakis E, Bourguignon JP, Giudice LC, Hauser R, Prins GS, Soto AM, Zoeller RT, Gore AC (2009) Endocrine-disrupting chemicals: an Endocrine Society scientific statement. Endocr Rev 30: 293 – 342

17. Giwercman A (2011) Estrogens and phytoestrogens in male infertility. Curr Opin Urol 21: 519 – 526

18. Woodruff TJ (2011) Bridging epidemiology and model organisms to increase understanding of endocrine disrupting chemicals and human health effects. J Steroid Biochem Mol Biol 127: 108 – 117

19. Sharpe RM (2006) Pathways of endocrine disruption during male sexual differentiation and masculinisation. Best Pract Res Clin Endocrinol Metab 20: 91 – 110

20. Sharpe RM, Skakkebaek NE (2003) Male reproductive disorders and the role of endocrine disruption: advances in understanding and identification of areas for future research. Pure Appl Chem 75: 2023 – 2038

21. Skakkebaek NE, Toppari J, Söder O, Gordon M, Divall S, Draznin M (2011) The exposure of fetuses and children to endocrine disrupting chemicals: a European Society for Paediatric Endocrinology (ESPE) and Pediatric Endocrine Society (PES) call to action statement. J Clin Endocrinol Metab 96: 3056 – 3058

22. Skakkebaek NE, Rajpert-De-Meyts E, Main KM (2001) Testicular dysgenesis syndrome: an increasingly common developmental disorder with environmental aspects. Hum Reprod 16: 972 – 978

23. Buck Louis GM, Gray LE Jr, Marcus M, Ojeda SR, Pescovitz OH, Witchel SF, Sippell W, Abbott DH, Soto A, Tyl RW (2008) Environmental factors and puberty timing: expert panel research needs. Pediatrics 112: 192 – 207

24. Scott HM, Mason JI, Sharpe RM (2009) Steroidogenesis in the fetal testis and its susceptibility to disruption by exogenous compounds. Endocr Rev 30: 883 – 925

25. Mutoh J, Taketoh J, Okamura K, Kagawa T, Ishida T, Ishii Y, Yamada H (2006) Fetal pituitary gonadotropin as an initial target of dioxin in its impairment of cholesterol transportation and steroidogenesis in rats. Endocrinology 147: 927 – 936

26. Kuhl AJ, Ross SM, Gaido KW (2007) CCAAT/enhancer binding protein beta, but not steroidogenic factor – 1, modulates the phthalate-induced dysregulation of rat fetal testicular steroidogenesis. Endocrinology 148: 5851 – 5864

27. Liu K, Lehmann KP, Sar M, Young SS, Gaido KW (2005) Gene expression profiling following in utero exposure to phthalate esters reveals new gene targets in the etiology of testicular dysgenesis. Biol Reprod 73: 180 – 192

28. Laier P, Metzdorff SB, Borch J, Hagen ML, Hass U, Christiansen S, Axelstad M, Kledal T, Dalgaard M, McKinnell C (2006) Mechanisms of action underlying the antiandrogenic effects of the fungicide prochloraz. Toxicol Appl Pharmacol 213: 160 – 171

29. Klinefelter GR, Laskey JW, Winnik WM, Suarez JD, Roberts NL, Strader LF, Riffle BW, Veeramachaneni DN (2012) Novel molecular targets associated with testicular dysgenesis induced by gestational exposure to diethylhexyl phthalate in the rat: a role for estradiol. Reproduction 144: 747 – 761

30. Kabuto H, Amakawa M, Shishibori T (2004) Exposure to bisphenol A during embryonic/ fetal life and infancy increases oxidative injury and causes underdevelopment of the brain and testis in mice. Life Sci 74: 2931 – 2940

31. Coutts SM, Fulton N, Anderson RA (2007) Environmental toxicant-induced germ cell apoptosis in the human fetal testis. Hum Reprod 22: 2912 – 2918

32. Harris RM, Waring RH (2012) Diethylstilboestrol — a long-term legacy. Maturitas 72: 108 - 112

33. Anway MD, Memon MA, Uzumcu M, Skinner MK (2006) Transgenerational effect of the endocrine disruptor vinclozolin on male spermatogenesis. J Androl 27: 868 - 879

34. Edwards TM, Moore BC, Guillette LJ Jr (2006) Reproductive dysgenesis in wildlife: a comparative view. Int J Androl 29: 109 - 121

35. Hamlin HJ, Guillette LJ (2010) Birth defects in wildlife: the role of environmental contaminants as inducers of reproductive and developmental dysfunction. Syst Biol Reprod Med 56: 113 - 121

36. Danish Environmental Protection Agency (1995) Male reproductive health and environmental chemicals with estrogenic effects. Ministry of Environment and Energy, Danish Environmental Protection Agency, Copenhagen; Miljoproject 290

37. Toppari J, Larsen J, Christiansen P, Giwercman A, Grandjean P, Guillette LJ Jr, Jégou B, Jensen TK, Jouannet P, Keiding N (1996) Male reproductive health and environmental xenoestrogens. Environ Health Perspect 104(Suppl 4): 741 - 803

38. Braw-Tal R (2010) Endocrine disruptors and timing of human exposure. Pediatr Endocrinol Rev 8: 41 - 46

39. Aitken RJ, Koopman P, Lewis SEM (2004) Seeds of concern. Nature 432: 48 - 52

40. Colborn T, vom Saal FS, Soto AM (1993) Developmental effects of endocrine-disrupting chemicals in wildlife and humans. Environ Health Perspect 101: 378 - 384

41. Colborn T, Dumanoski D, Myers JP (1997) Our stolen future: are we threatening our fertility, intelligence, and survival? — A scientific detective story. Plume/Penguin Books USA, New York

42. Sheiner EK, Sheiner E, Hammel RD, Potashnik G, Carel R (2003) Effect of occupational exposures on male fertility: literature review. Ind Health 41: 55 - 62

43. Gore AC (2007) Endocrine-disrupting chemicals: from basic research to clinical practice. Humana Press, Totowa

44. Woodruff TJ, Carlson A, Schwartz JM, Guidice LC (2008) Proceedings of the summit on environmental challenges to reproductive health and fertility: executive summary. Fertil Steril 89: 281 - 300

45. Silva LF, Felipe V, Cavagna M, Pontes A, Baruffi RL, Oliveira JB (2012) Large nuclear vacuoles are indicative of abnormal chromatin packaging in human spermatozoa. Int J Androl 35: 46 - 51

46. Yiee JH, Baskin LS (2010) Environmental factors in genitourinary development. J Urol 180: 34 - 41

47. Bornman MS, Barnhoorn IEJ, de Jager C, Veeramachaneni DNR (2010) Testicular microlithiasis and neoplastic lesions in wild eland (*Tragelaphus oryx*): possible effects of exposure to environmental pollutants? Environ Res 110: 327 - 333

48. Newbold RR (2011) Developmental exposure to endocrine-disrupting chemicals programs for reproductive tract alterations and obesity later in life. Am J Clin Nutr 94: 1939S - 1942S

49. Dunbar B, Patel M, Fahey J, Wira C (2012) Endocrine control of mucosal immunity in the female reproductive tract: impact of environmental disruptors. Mol Cell Endocrinol 354: 85 - 93

50. Mouritsen A, Aksglaede L, Sørensen K, Mogensen SS, Leffers H, Main KM, Frederiksen H, Andersson AM, Skakkebaek NE, Juul A (2010) Hypothesis: exposure to endocrine-disrupting chemicals may interfere with timing of puberty. Int J Androl 33: 346 - 359

51. Deng F, Tao FB, Li DY, Xu YY, Hao JH, Sun Y (2012) Effects of growth environments and two environmental endocrine disruptors on children with idiopathic precocious puberty. Eur J Endocrinol 166: 803 - 809

52. Teede H, Deeks A, Moran L (2010) Polycystic ovary syndrome: a complex condition with psychological, reproductive and metabolic manifestations that impacts on health across the lifespan. BMC Med 8: 41 - 51

53. Keinan-Boker L, van Der Schouw YT, Grobbee DE, Peeters PH (2004) Dietary phytoestrogens and breast cancer risk. Am J Clin Nutr 79: 282 - 288

54. Ndebele K, Graham B, Tchounwou PB (2010) Estrogenic activity of coumestrol, DDT, and TCDD in human cervical cancer cells. Int J Environ Res Public Health 7: 2045 - 2056

55. Beischlag TV, Luis MJ, Hollingshead BD, Perdew GH (2008) The aryl hydrocarbon receptor complex and the control of gene expression. Crit Rev Eukaryot Gene Expr 18: 207 - 250

56. Phillips KP, Foster WG (2008) Key developments in endocrine disrupter research and human health. J Toxicol Environ Health B Crit Rev 11: 322 - 344

57. Mortimer D, Barratt CL, Björndahl L, de Jager C, Jequier AM, Muller CH (2013) What should it take to describe a substance or product as 'sperm-safe'. Hum Reprod Update 19 (Suppl 1): 1 - 45

58. Bonde JP (2010) Male reproductive organs are at risk from environmental hazards. Asian J Androl 12: 152 - 156

59. Wirth JJ, Mijal RS (2010) Adverse effects of low level heavy metal exposure on male reproductive function. Syst Biol Reprod Med 56: 147 - 167

60. Marzec-Wróblewska U, Kamiński P, Lakota P (2012) Influence of chemical elements on mammalian spermatozoa. Folia Biol 58: 7 - 15

61. Casswall TH, Björndahl L, Kvist U (1987) Cadmium interacts with the zinc-dependent stability of the human sperm chromatin. J Trace Elem Electrolytes Health Dis 1: 85 - 87

62. Boscolo P, Sacchattoni-Longrocino G, Ranelletti FO, Gioia A, Carmignani M (1985) Effects of long term cadmium exposure on the testes of rabbits: ultrastructural study. Toxicol Lett 24: 145 - 149

63. Benoff S, Cooper GW, Hurley I, Mandel FS, Rosenfeld DL, Scholl GM, Gilbert BR, Hershlag A (1994) The effect of calcium ion channel blockers on sperm fertilization potential. Fertil Steril 62: 606 - 617

64. Lynch E, Braithwaite R (2005) A review of the clinical and toxicological aspects of 'traditional' (herbal) medicines adulterated with heavy metals. Expert Opin Drug Saf 4: 769 - 778

65. Cherry N, Moore H, McNamee R, Pacey A, Burgess G, Clyma JA, Dippnall M, Baillie H, Povey A (2008) Occupation and male infertility: glycol ethers and other exposures. Occup Environ Med 65: 708 - 714

66. Eskenazi B, Wyrobek AJ, Fenster L, Katz DF, Sadler M, Lee J, Hudes M, Rempel DM (1991) A study of the effect of perchloroethylene exposure on semen quality in dry cleaning workers. Am J Ind Med 20: 575 - 591

男科医师在辅助生殖中的作用

18

Giorgio Cavallini and Giovanni Beretta
汪四七　译，武志刚　审校

18.1　背景

意大利法律(2004)中的一章[1]声明,辅助生殖技术(ART)只有在其他不育的治疗失败时才可以使用。在一些患者,任何改善生精的尝试都是无效的；而在另一些患者,则可以增加辅助生殖的成功率。

18.2　辅助生殖特别提示

下列情况下,男性不育的任何内外科治疗都是无效的,辅助生殖应该立即开始。

18.2.1　圆头精子症

圆头精子症即所谓的圆头精子综合征,是发生率较低的精子缺陷(发病率在不育夫妇中<0.1%),与引起不育的严重畸形精子症有关[2]。圆头精子症的特征是圆头精子、顶体缺乏,导致受精能力完全丧失,进而导致男性不育。此综合征的家族分布提示存在遗传学异常[3],不同的遗传方式已被阐述[4,5]。

18.2.2　女方年龄

卵子原始储备的大小、闭锁卵泡的比例及原始生长卵泡的比率等均是由遗传决定的。从 32 岁开始,卵巢卵子数通过闭锁过程逐渐减少,37 岁后卵子数下降加速[6]。

抗米勒管激素(AMH)与窦卵泡数(AFC)相关,近年来被认为是早期反映卵巢储备的可靠指标[7,8]。该数据提示,女方年龄>40 岁时,男方精子数的增加是没有价值的[9]。当女方年龄>35 岁[10]或存在与女方年龄无关的 AMH 和 AFC 显著下降时,精子活力的轻度改善对于自然妊娠是无效的。任何情况下,男科临床评估及阴囊超声对于判断是否存在睾丸癌都是必不可少的。

18.2.3 微小多囊卵巢

多囊卵巢综合征可表现为多种内分泌紊乱,发病率占育龄妇女的5%,占无排卵性不育的90%～95%。此综合征存在细胞调控机制缺陷,因而导致长期无排卵、高雄激素及多囊卵巢的发生。一些DNA芯片技术研究揭示,多囊卵巢综合征患者有超过1 000个基因发生改变。这些提供了多囊卵巢综合征存在遗传方面异常的证据,遗传的异常引起卵泡发育和类固醇激素合成的异常,卵泡生成障碍导致卵巢雄激素分泌增加和无排卵性不孕的增多。这些资料意味着,多囊卵巢综合征患者卵子受损严重,以至于即使男方精子情况改善,仍然无法提高辅助生殖成功率[11]。

18.2.4 Y染色体微缺失和(或)高促卵泡激素(FSH>12 mIU/ml)

Y染色体短臂微缺失和高卵泡刺激素是精子发生受损的重要实验室证据,无法通过内科和外科治疗得以改善[12-14]。

18.2.5 不明原因男性不育

见第10章。

18.2.6 先天性输精管缺如

见第5章。

18.3 辅助生殖前改善精子发生的特别提示

下列情况可以尝试改善生精功能:

事实上,补充富含抗氧化剂的食物可以使自然妊娠率增加3倍,可使每次妊娠花费减少60%[15]。任何一项男科治疗都可以降低需要辅助生殖助孕的人数[16]。

在非梗阻性无精子症(NOA)患者,妊娠率与精子活力、睾丸组织学、FSH水平、既往睾丸病理及获取的精子数量直接相关[17-20]。

给予低促的少弱畸形精子症患者补充促性腺激素可以提高精子数量和卵胞质内单精子注射(ICSI)的成功率[21,22]。精索静脉结扎术后精子数量提高的患者很少获得自然妊娠,但与精曲术后无排精者和行(显微)睾丸取精者相比,行ICSI后成功率明显提高[23]。严重特发性少弱畸形精子症患者在一个疗程的左旋肉碱、乙酰左旋肉碱和辛诺昔康治疗后,ICSI妊娠数和活产数都有提高;精子非整倍体减少,形态改善[24];精索静脉曲张的纠正为不育夫妇增加ICSI成功率,提高生殖潜能和减少复杂的辅助生殖需求提供了可能的治疗方法[25]。

近5%通过ICSI生育的儿童因其双亲在配子形成过程中染色体畸变(非整倍体)增加而存在染色体异常的风险,此数值明显高于普通人群中预期的数值 0.5%[26,27]。因此,改善精子生成可能会降低精子染色体异常和通过 ICSI 生育的儿童染色体异常发生的比例。

事实上,从形态方面选择精子进行卵胞质内单精子注射[28]或选用顶体反应后的精子进行注射[29],对于严重男方因素不育是较好的选择,可提高 ICSI 成功率;对于少弱畸形精子症患者,正确的男科治疗可以减少对复杂生殖技术的需求[25,30]。

参考文献

1. Parlamento della repubblica Italiana. Legge 19 febbraio 2004,n. 40,"Norme in materia di procreazione medicalmente assistita". Gazzetta Ufficiale n. 45 del 24 febbraio 2004

2. Schirren C,Holstein A,Schirren C(1971)Uber die Morphogenese rundkopfiger Spermatozoen des Menschen. Andrologie 3:117-125

3. Kilani ZM,Shaban MA,Ghunaim SD,Keilani SS,Dakkak AI(1998)Triplet pregnancy and delivery after intracytoplasmic injection of round-headed spermatozoa. Hum Reprod 13:2177-2179

4. Dam AH,Koscinski I,Kremer JA,Moutou C,Jaeger AS,Oudakker AR,Tournaye H,Charlet N,Lagier-Tourenne C,van Bokhoven H(2007)Homozygous mutation in SPATA16 is associated with male infertility in human globozoospermia. Am J Hum Genet 81:813-820

5. Dam AH,Ramos L,Dijkman HB,Woestenenk R,Robben H,van den Hoven L,Kremer JA(2011)Morphology of partial globozoospermia. J Androl 32:199-206

6. Alviggi C,Humaidan P,Howles CM,Tredway D,Hillier SG(2009)Biological versus chronological ovarian age:implications for assisted reproductive technology. Reprod Biol Endocrinol 7:101-108

7. Barad DH,Weghofer A,Gleicher N(2009)Comparing anti-Müllerian hormone(AMH)and follicle-stimulating hormone(FSH)as predictors of ovarian function. Fertil Steril 91:1553-1555

8. La Marca A,Sighinolfi G,Radi D,Argento C,Baraldi E,Artenisio AC(2010)Anti-müllerian hormone(AMH)as a predictive marker in assisted reproductive technology(ART). Hum Reprod Update 16:113-130

9. Sunderam S,Kissin DM,Flowers L,Anderson JE,Folger SG,Jamieson DJ,Barfield WD,Centers for Disease Control and Prevention(CDC)(2012)Assisted reproductive technology surveillance-United States,2009. MMWR Surveill Summ 61:1-23

10. Schlegel PN(2012)Contemporary issues in varicocele management. Curr Opin Urol 22:487-488

11. de Resende LO,Vireque AA,Santana LF,Moreno DA,De Sá Rosa e Silva AC,Ferriani RA,Scrideli CA,Reis RM(2012)Single-cell expression analysis of BMP15 and GDF9 in mature oocytes and BMPR2 in cumulus cells of women with polycystic ovary syndrome undergoing controlled ovarian hyperstimulation. J Assist Reprod Genet 29:1057-1065

12. Choi DK,Gong IH,Hwang JH,Oh JJ,Hong JY(2013)Detection of Y chromosome microdeletion is valuable in the treatment of patients with nonobstructive azoospermia and oligoasthenoteratozoospermia:sperm retrieval rate and birth rate. Korean J Urol 54:111-116

13. Sagnak L,Ersoy H,Ozok U,Eraslan A,Yararbas K,Goktug G,Tukun A(2010)The signifi-cance of Y chromosome microdeletion analysis in subfertile men with clinical varicocele. Arch Med Sci 6:382-387

14. Matzuk MM, Lamb DJ (2008) The biology of infertility: research advances and clinical challenges. Nat Med 14: 1197-1213

15. Comhaire F, Decleer W (2011) Quantifying the effectiveness and cost-efficiency of food supplementation with antioxidants for male infertility. Reprod Biomed Online 23: 361-362

16. Comhaire F, Decleer W (2012) Comparing the effectiveness of infertility treatments by numbers needed to treat (NNT). Andrologia 44: 401-404

17. Dafopoulos K, Griesinger G, Schultze-Mosgau A, Orief Y, Schopper B (2005) Factors affecting outcome after ICSI with spermatozoa retrieved from cryopreserved testicular tissue in non obstructive azoospermia. Reprod Biomed Online 10: 455-460

18. de Croo I, van der Elst J, Everaert K, de Sutter P, Dhont M (2000) Fertilization, pregnancy and embryo implantation rates after ICSI in cases of obstructive and non-obstructive azoospermia. Hum Reprod 15: 1383-1388

19. Zitzmann M, Nordhoff V, von Schonfeld V, Nordsiek-Mengede A, Kliesch S (2006) Elevated follicle stimulating hormone levels and the chances for azoospermic men to become fathers after retrieval of elongated spermatids from cryopreserved testicular tissue. Fertil Steril 86: 339-347

20. Cavallini G, Cristina Magli M, Crippa A, Resta S, Vitali G, Pia Ferraretti A, Gianaroli L (2011) The number of spermatozoa collected with testicular sperm extraction is a novel predictor of intracytoplasmic sperm injection outcome in non-obstructive azoospermic patients. Asian J Androl 13: 312-316

21. Anawalt BD (2013) Approach to male infertility and induction of spermatogenesis. J Clin Endocrinol Metab 98: 3532-3542

22. Beretta G, Fino E, Sibilio L, Dilena M (2005) Menotropin (hMG) and idiopathic oligoastenoteratozoospermia (OAT): effects on seminal fluid parameters and on results in ICSI cycles. Arch Ital Urol Androl 77: 18-21

23. Weedin JW, Khera M, Lipshultz LI (2010) Varicocele repair in patients with nonobstructive azoospermia: a meta-analysis. J Urol 183: 2309-2315

24. Cavallini G, Magli MC, Crippa A, Ferraretti AP, Gianaroli L (2012) Reduction in sperm aneuploidy levels in severe oligoasthenoteratospermic patients after medical therapy: a preliminary report. Asian J Androl 14: 591-598

25. McIntyre M, Hsieh TC, Lipshultz L (2012) Varicocele repair in the era of modern assisted reproductive techniques. Curr Opin Urol 22: 517-520

26. Bonduelle M, Liebaers I, Deketelaere V, Derde VM, Camus M et al (2002) Neonatal data on a cohort of 2889 infants born after ICSI (1991-1999) and of 2995 infants born after IVF (1983-1999). Hum Reprod 17: 671-694

27. Hindryckx A, Peeraer K, Debrock S, Legius E, de Zegher F (2010) Has the prevalence of congenital abnormalities after intracytoplasmic sperm injection increased? The Leuven data 1994-2000 and a review of the literature. Gynecol Obstet Invest 29: 11-22

28. El Khattabi L, Dupont C, Sermondade N, Hugues JN, Poncelet C, Porcher R, Cedrin-Durnerin I, Lévy R, Sifer C (2013) Is intracytoplasmic morphologically selected sperm injection effective in patients with infertility related to teratozoospermia or repeated implantation failure? Fertil Steril 100: 62-68

29. Gianaroli L, Magli MC, Ferraretti AP, Crippa A, Lappi M, Capitani S, Baccetti B (2010) Birefringence characteristics in sperm heads allow for the selection of reacted spermatozoa for intracytoplasmic sperm injection. Fertil Steril 93: 807-813

30. Cavallini G, Ferraretti AP, Gianaroli L, Biagiotti G, Vitali G (2004) Cinnoxicam and L-carnitine/acetyl-L-carnitine treatment for idiopathic and varicocele-associated oligoasthenospermia. J Androl 25: 761-770

性功能障碍与不育

19

Giovanni Beretta

武志刚 译,马 逸 陈向锋 审校

19.1 流行病学

据统计,50%的不孕不育夫妇是由于男方因素占主导或导致不育[1]。

不育对男女双方来讲是一种情感危机,也是一种对自身的挑战,因为它干扰了人类最基本的活动之一。从 87 个生活应激事件项目列表中可以发现,不育已被列为最紧张的情况之一,与之类似的是配偶或直系家属的死亡[2]。

这种紧张状态经常会导致性欲减退、性快感丧失、内疚、羞愧、沮丧、愤怒情感等副作用,而且可能是婚姻中不育环境、社会关系、工作生活和财务来源应激的结果。不育会频繁产生挫败感,性功能不全,减少男性阳刚之气和改变自我情感,所有的这一切促成了男性性功能障碍。许多男人会产生作业焦虑,回避性生活,特别是假如性生活是"仅仅为了生育",女性伴侣们就变得无性反应和被动参与。

现今性功能障碍已比过去更多的公开讨论,但仍然仅有小部分性功能障碍男性寻求就医治疗[3]。

在 5%～10%的普通男性中,勃起失败是最常见的性问题,排在性欲障碍之后,在 35%的早泄人群中 4%～10%男性性高潮会受抑制[4]。

性功能障碍与不育之间的关系是相互的。性功能障碍可能导致伴侣难以受孕,而尝试怀孕也会导致性功能障碍。

19.2 性功能障碍导致不育

对于一小部分不育夫妇,男性性功能问题是不育的主要原因[5]。对于大部分不育夫妇而言,它可能是一个相对原因:如果一对夫妇不能或没有在排卵期间性交,女方不可能受孕;如果因为性欲低下或性交疼痛,他们在排卵期仅有一次性生活,也可能会错过怀孕的重要时机。

19.3　勃起功能障碍

勃起功能障碍(erectile dysfunction，ED)传统意义上讲就是阳痿，美国国立卫生研究院(NIH)一致讨论定义勃起功能障碍是不能达到和维持一个充分的勃起以进行性生活。原发性勃起功能障碍是指从未具有达到和维持足够的勃起以插入阴道或成功性交的能力。这种情况是非常罕见的，但是当它发生时，是导致不孕的直接原因。原发性勃起功能障碍治疗成功率在男、女性的所有性功能障碍中是最低的。

继发性勃起功能障碍是指局部或者勃起较弱，缺乏完整的勃起或不能维持勃起足够长时间插入阴道或性交。绝大多数男人在其一生中的某一时间段会遭受某种形式发作性、短暂性的勃起功能障碍，尽管它会影响所有年龄的男性，在他们老龄化的时候尤其明显[6]。多年前有人认为，勃起功能障碍主要归因于心理因素，但现在人们认为至少50%勃起功能障碍可以找到器质性的病因[7]。

勃起功能障碍的病理生理机制可能是血管性、神经性、激素性、解剖性、药物诱导或心理性原因[6]。

勃起功能障碍是性功能不全导致男性不育最重要的原因，但是这些男性很少会把自身问题吐露给医护人员[8]。在一项研究中发现，10%的男性在被诊断为男性不育后，反应性地引起心理性性功能障碍[9]。

新型口服药物治疗方法的引入已经完全改变了ED的诊断和治疗途径，对于ED来说，当前可用的安全有效的药物已促使越来越多的ED患者主动寻医。这些患者可能从PDE-5抑制剂的处方中受益。不管是西地那非还是他达拉非，对精子功能或射精质量都会产生一些不利影响[10,11]。

患者主诉射精困难，难以达到性高潮，需要采取精神治疗的药物，目的是阻断多巴胺的产生，继而影响下丘脑-垂体轴，这可能会降低性欲。其他的精神治疗药物可能减少血管舒张，并且勃起质量变差。

当ED被确诊为器质性并且不可逆(外伤或疾病的情况)时，可能涉及阴茎海绵体注射或外科手术治疗，例如阴茎假体[12]。心理治疗包括减少焦虑行为表现，增加性爱感觉意识及辩驳非理性的信念和虚构的人或物。

19.4　早泄

早泄(premature ejaculation，PE)是一种极常见的疾病。Kinsey在他的划时代的报告中指出早泄会影响70%的男性。早泄的特点是缺乏对射精的控制。许多男人在性活动时,比他们自己或其性伴侣预想的要早射精。早泄是一个令人沮丧的问题,它减少了性快感,危害夫妻关系,影响生活质量。谈到怀孕,有两件事情必须发生——插入阴道性交并射精。当射精发生在阴茎插入阴道之前时,就会影响生育,但这种情况比较少见。早泄不是一个特定情况,它可发生在所有的情侣间,因为男人们没有学会有意地控制这种射精[13]。尽管早泄的确切原因不清楚,但是新的研究表明,由神经释放的天然物质血清素是非常重要的[14]。

血清素在大脑作用机制障碍很可能是导致早泄的一个原因。研究已发现,大脑中大量的血清素可延缓射精时间,而少量血清素能产生与早泄类似的状况。

心理因素也是导致早泄的常见原因。短暂的抑郁、紧张、对性表现抱有不切实际的期望、性压抑的经历或整体缺乏信心,都可能导致早泄。人际关系学可能有助于性功能改善。性伴侣之间缺乏沟通交流、感情伤害或者不能调解的冲突会导致早泄,这些情况阻碍了伴侣间的亲密交流,使伴侣认为性生活的重点是为了生育。这些心理因素可能与不育有关。

对于早泄而言,有很多的治疗选择,如心理治疗、行为疗法与药物治疗[15]。

19.5　射精抑制或射精延迟

射精抑制或射精延迟(亦称迟滞射精)是对性高潮持续反复的抑制,在充分的性刺激作用下,仍表现为射精延迟或不射精。最常见的干扰射精的自身情况是脊髓损伤,研究人员报告在不完全脊髓低位损伤患者中有高达70%的男性可射精,其中多达17%具有完整低位损伤。而不完全脊髓高位损伤患者中,仅有约30%的男性可射精,而完全性脊髓高位损害患者几乎不能射精[16]。

在性生活中上述情况抑制了男性射精,即使他们往往可以通过自慰射精。原因可能是心理与生理的,心理性不射精症通常是指不能达到性高潮,它可能是情境或自身导致的结果。这种情境是指男性在某些条件或情况下可以射精,但是同性伴侣间不能射精。当一个男人被要求在不育实验室收集精液样本时,在这种紧张的情况下心理性不射精症可以发生,最近,射精延迟已被证实为某些抗抑郁药的一个常见副作用[17]。

射精抑制的治疗取决于病因,包括性心理辅导和药物,如麻黄碱和丙米嗪。当射精延迟影响生育时,振动器或电刺激射精(射精由低电流刺激引发过程),或者直接外科手术睾丸取精,获得的精子可作为授精精子使用或在体外受精(IVF)使用[18]。

19.6 不育：性功能障碍的原因

不育会对性生活的乐趣及性功能产生负面影响。在很多夫妇中，因为未能怀孕及随后的医疗干预，夫妻间的性欲已经在不育治疗前妥协[19]。夫妻自身和情感的隐私在生育治疗期间的暴露，进一步降低了夫妻双方的性欲，并且破坏他们的夫妻关系[20]。

男性对不育技术带来的压力很敏感，如宫腔内人工授精（IUI）和体外受精（IVF），这可能是由于削弱了男性的自尊心。已经有研究表明，进行 IVF 治疗的男性的情绪应激会对精液的质量产生负面影响[21]。与此同时，瞬间的"超紧张""就在今晚"综合征以及急需履行责任的情感降低了性欲，进而导致勃起失败。一些取精程序，如性交后试验特别容易引起性功能障碍[22]。

当不育导致夫妻不和睦及性功能障碍时，医护干预是至关重要的。很多时候不育夫妇的性问题都被忽略或最小化，理由是相信这些问题会随着治疗自行消失或不会产生长期的不良后果。不幸的是，这些想法是不正确的：尽管当不育治疗带来的压力结束时，一些性问题可能会消失，但是治疗结束或生儿育女实现后，典型的性功能障碍仍然存在并变得更加严重[23]。在不育治疗中，对于性功能障碍的职业重视和关怀，可以降低性功能障碍带来的影响，而且性方面的教育可以防止众多的性功能障碍不育夫妇遭遇这些问题。欧洲人类生殖及胚胎学学会（ESHRE）为不育提供性咨询的框架颁布了具体的指南，同时也意识到关于性咨询取决于每个国家的法律、道德和文化背景[24]。

参考文献

1. McLachlan RI, de Kretser DM (2001) Male infertility: the case for continued research. Med J Aust 174: 116 – 117
2. Dohrenwend BS, Dohrenwend BP (1981) Stressful life events (their nature and effect). Wiley, New York
3. Zanollo A, Beretta G, Zanollo L (1991) Anamnestic criteria for sexual evaluation in the andrological field. Arch Ital Urol Nefrol Androl 63(4): 493 – 497
4. Simons JS, Carey MP (2001) Prevalence of sexual dysfunctions: results from a decade of research. Arch Sex Behav 30: 177 – 219
5. Mimoun S (1993) The multiple interactions between infertility and sexuality. Contracept Fertil Sex 21(3): 251 – 254
6. Lewis RW (2001) Epidemiology of erectile dysfunction. Urol Clin North Am 28: 209 – 216
7. Bain J (1993) Sexuality and infertility in the male. Can J Hum Sex 2: 157 – 160
8. Andrews FM, Abbey A, Halman J (1991) Stress from infertility, marriage factors and subjective well-being of wives and husbands. J Health Soc Behav 32: 238 – 253
9. Saleh RA, Ranga GM, Raina R (2003) Sexual dysfunction in men undergoing infertility evaluation: a cohort observational study. Fertil Steril 79: 909 – 912

10. Purvis K, Muirhead GJ, Harness JA (2002) The effects of Sildenafil on human sperm function in healthy volunteers. Br J Clin Pharmacol 53(Suppl 1): 53S - 60S

11. Hellstrom WJ, Overstreet JW, Yu A (2003) Tadalafil has no detrimental effect on human spermatogenesis or reproductive hormones. J Urol 170: 887 - 889

12. Beretta G, Zanollo A, Portaluppi W (1991) Intracavernous injections of prostaglandin E1 in the treatment of erection disorders. Arch Ital Urol Nefrol Androl 63(4): 481 - 485

13. Kaplan HS (1983) Evaluation of sexual disorders: psychological and medical aspects. Brunner/Mazel, New York

14. Giuliano F, Clement P (2006) Serotonin and premature ejaculation: from physiology to patient management. Eur Urol 50: 454 - 466

15. Beretta G, Chelo E, Fanciullacci F, Zanollo A (1986) Effect of an alpha-blocking agent (phenoxybenzamine) in the management of premature ejaculation. Acta Eur Fertil 17(1): 43 - 45

16. Zanollo A, Marzotto M, Politi P, Spinelli M, Beretta G (1995) Management of sexual dysfunction in spinal cord injury. Arch Ital Urol Androl 67(5): 315 - 319

17. Waldinger MD, Quinn P, Dilleen M, Mundayat R, Schweitzer DH, Boolell M (2005) Original research-ejaculation disorders: a multinational population survey of intravaginal ejaculation latency time. J Sex Med 22: 492 - 497

18. Hendry WF (1998) Disorders of ejaculation: congenital, acquired and functional. Br J Urol 82: 331 - 341

19. Coeffin-Driol C, Giami A (2004) L'impact de l'infertilitè et de ses traitements la vie sexuelle et la relation de couple: revue de la literature. Gynecol Obstet Fertil 32: 624 - 637

20. Leiblum SR, Aviv A, Hammer R (1998) Life after infertility treatment: a long term investigation of marital and sexual function. Hum Reprod 13: 3569 - 3574

21. Ragni G, Caccamo A (1992) Negative effect of stress of in vitro fertilization program on quality of semen. Acta Eur Fertil 23: 21 - 23

22. Boivin J, Takefman JE, Brender W, Tulandi T (1992) The effects of sexual response in coitus on early reproductive processes. J Behav Med 15(5): 509 - 551

23. Burns LH (1995) An overview of sexual dysfunction in the infertile couple. J Fam Psychother 6: 25 - 46

24. Boivin J, Appleton TC, Baetens P, Baron J, Bitzer J et al (2001) Guidelines for counselling in infertility: outline version. Hum Reprod 16(6): 1301 - 1304

附：常用术语英汉对照

abacterial inflammatory prostatitis	非细菌性前列腺炎
acute prostatitis	急性前列腺炎
anastrozole	阿那曲唑
antibody coating of spermatozoa	抗精子抗体
antioxidants	抗氧化剂
assisted reproductive technology（ART）	辅助生殖技术
asthenospermia/asthenozoospermia	弱精子症
azoospermia	无精子症
bacteriospermia	菌精
bell clapper deformity	钟摆畸形
blastocysts	囊胚
blood-testis barrier	血睾屏障
body mass index(BMI)	体质指数
cation channel of sperm（catsper）	精子阳离子通道
chlamydia trachomatis(CT)	沙眼衣原体
chromosomal aberrations	染色体缺失
chromosomal abnormalities	染色体异常
chromosomal translocation	染色体易位
chromosome heteromorphism	染色体异态性
chromosome polymorphism	染色体多态性
chronic bacterial prostatitis	慢性细菌性前列腺炎
clomiphene	克罗米芬
congenital bilateral absence of the vas deferens（CBAVD）	先天性双侧输精管缺如
congenital or acquired anorchidism	先天性或获得性无睾症
congenital unilateral absence of the vas deferens（CUAVD）	先天性单侧输精管缺如
cryptorchidism	隐睾症
Cushing syndrome	库欣综合征
cystic fibrosis（CF）	囊性纤维化
cystic fibrosis transmembrane conductance regulator gene（CFTR）	囊性纤维化跨膜传导调控基因
deferent duct	输精管
DNA damage	DNA 损伤
DNA fragmentation index（DFI）	DNA 碎片指数
dystopic testes	错位睾丸

ectopic testes	异位睾丸
ejaculation	射精
endocrine disruptor chemicals(EDCs)	环境内分泌干扰物
epididymitis	附睾炎
erectile dysfunction(ED)	勃起功能障碍
expressed prostatic secretion (EPS)	前列腺液
FISH (sperm fluorescence in situ hybridization analysis)	荧光原位杂交分析
follicle-stimulating-hormone(FSH)	卵泡刺激素
gonadotropin-releasing hormone (GnRH)	促性腺激素释放激素
gonadotropin-releasing hormone analogs and antiandrogens	促性腺释放激素类似物和抗雄激素药物
growth hormone (GH)	生长激素
human chorionic gonadotropin (hCG)	人绒毛膜促性腺激素
hyperprolactinemia	高催乳素血症
hypogonadotropic hypogonadism	低促性腺激素性性腺功能低下
hypospermia	少精液症
iatrogenic infertility	医源性不育
idiopathic azoospermia	特发性无精子症
idiopathic male infertility	特发性男性不育症
idiopathic oligoasthenoteratospermia (iOAT)	特发性少弱畸形精子症
idiopathic severe oligozoospermia	特发性严重少精子症
in vitro fertilization(IVF)	体外受精
infertility	不育
inhibin - B	抑制素 B
intracytoplasmic sperm injection (ICSI)	卵泡浆内精子注射
intratubular germ cell neoplasia (ITGCNU)	小管内生精细胞瘤
intrauterine insemination(IUI)	宫腔内人工授精
Kallmann syndrome	卡尔曼综合征
karyotype abnormalities	核型异常
Klinefelter syndrome(KS)	克兰费尔特综合征
late-onset hypogonadism	迟发性性腺功能低下
letrozole	来曲唑
leukocytospermia	白细胞精液症
LH - releasing hormone (LHRH)	黄体生成素释放激素
luteinizing hormone (LH)	黄体生成素
male infertility	男性不育症
micro testicular sperm extraction(MicroTESE)	显微睾丸取精术
microepididymal sperm aspiration(MESA)	显微附睾穿刺取精术
mumps orchitis	腮腺炎性睾丸炎
obstructive azoospermia (OA)	梗阻性无精子症
oligozoospermia	少精子症
orchiopexy	睾丸固定术
percutaneous epididymal sperm aspiration(PESA)	经皮附睾穿刺取精术
preimplantation genetic diagnosis (PGD)	植入前基因诊断
premature ejaculation(PE)	早泄
primary hypogonadism (hypogonadism hypergonadotropic)	原发性性腺功能减退(促性腺激素增多性性腺功能低下)
prostatitis	前列腺炎

pseudohermaphroditism	假两性畸形
recurrent miscarriages	反复流产
Robertsonian translocations（RT）	罗伯逊易位
SCSA（sperm chromatin structure assay）	精子染色质结构分析法
secondary hypogonadism（hypogonadism hypogonadotropic）	继发性性腺功能减退（促性腺激素缺乏性性腺功能减退）
semen analysis	精液分析
seminal plasma elastase	精浆弹性蛋白酶
sertoli cell only syndrome	纯睾丸支持细胞综合征
sex chromosome	性染色体
sex hormone binding globulin（SHBG）	性激素结合球蛋白
sex steroids	性类固醇
sperm autoantibodies	精子自身抗体
sperm capacitation	精子获能
sperm chromatin dispersion（SCD）	精子染色质扩散
sperm chromatin dispersion assay	精子染色质扩散试验
sperm chromatin structure assay（SCSA）	精子染色质结构分析
sperm DNA damage	精子 DNA 损伤
sperm DNA fragmentation（SDF）	精子 DNA 碎片
spermatogenesis	精子发生
tamoxifen	他莫昔芬
teratozoospermia	畸形精子症
testicular atrophy	睾丸萎缩
testicular cancer（TGCT）	睾丸癌
testicular dysgenesis syndrome（TDS）	睾丸发育不全综合征
testicular microlithiasis（TM）	睾丸微石症
testicular sperm aspiration（TESA）	睾丸穿刺取精术
testicular sperm extraction（TESE）	睾丸取精术
The European Society of Human Reproduction and Embryology（ESHRE）	欧洲人类生殖及胚胎学学会
unexplained male infertility（UMI）	不明原因不育
urethritis	尿道炎
Valsalva maneuver	瓦氏动作
varicocele	精索静脉曲张
varicocelectomy	精索静脉结扎术
venography	静脉造影术
World Health Organization（WHO）	世界卫生组织
Y‐chromosomal microdeletions	Y 染色体微缺失